Marc de Moya | John Mayberry

Rib Fracture Management：A Practical Manual

肋骨骨折管理
实用手册

主　编　〔美〕　马克·德莫亚
　　　　　　　约翰·梅伯里
主　译　　徐恩五　杨　昇　乔贵宾
主　审　　何建行　王彦彬

天津出版传媒集团
天津科技翻译出版有限公司

著作权合同登记号：图字：02-2020-128

图书在版编目(CIP)数据

肋骨骨折管理：实用手册 /(美) 马克·德莫亚
(Marc de Moya)，(美) 约翰·梅伯里（John Mayberry）
主编；徐恩五，杨昇，乔贵宾主译. —天津：天津科
技翻译出版有限公司，2023.12
　　书名原文：Rib Fracture Management：A Practical
Manual
　　ISBN 978-7-5433-4408-2

　　Ⅰ. ①肋⋯　Ⅱ. ①马⋯　②约⋯　③徐⋯　④杨⋯　⑤乔
⋯　Ⅲ. ①肋骨-骨折-手册　Ⅳ. ①R683.1-62

中国国家版本馆 CIP 数据核字(2023)第 221524 号

Rib Fracture Management：A Practical Manual
Edited by Marc de Moya and John Mayberry
Copyright ⓒ Springer International Publishing AG, part of Springer Nature, 2018
This edition has been translated and published under licence from
Springer Nature Switzerland AG.

授权单位：Springer Nature Switzerland AG.
出　　　版：天津科技翻译出版有限公司
出 版 人：刘子媛
地　　　址：天津市南开区白堤路 244 号
邮政编码：300192
电　　　话：(022)87894896
传　　　真：(022)87893237
网　　　址：www.tsttpc.com
印　　　刷：天津新华印务有限公司
发　　　行：全国新华书店
版本记录：710mm×1000mm　16 开本　12 印张　300 千字
　　　　　2023 年 12 月第 1 版　2023 年 12 月第 1 次印刷
　　　　　定价：78.00 元

(如发现印装问题，可与出版社调换)

译者名单

主　译

徐恩五　中国人民解放军南部战区总医院
杨　昇　上海市第六人民医院
乔贵宾　广东省人民医院

主　审

何建行　广州医科大学附属第一医院
王彦彬　北京积水潭医院

译　者（按姓氏汉语拼音排序）

何　哲　中国人民解放军南部战区总医院
何俊龙　广东省肇庆市广宁县人民医院
金龙玉　中南大学湘雅三医院
廖　明　中国人民解放军南部战区总医院
刘　佳　广东省肇庆市高要区人民医院
刘　鹏　中国人民解放军南部战区总医院
刘高峰　中国人民解放军第九八八医院
宁少南　北京积水潭医院
区柱安　中国人民解放军南部战区总医院
彭丽君　中国人民解放军南部战区总医院
乔贵宾　广东省人民医院
商庆超　中国人民解放军南部战区总医院
沈建飞　浙江省台州医院
苏　凯　中国人民解放军南部战区总医院

苏志勇　内蒙古赤峰学院附属医院

王冬滨　天津市天津医院

夏　晖　解放军总医院第四医学中心

肖海平　广东药科大学附属第一医院

徐　驰　福建医科大学附属协和医院

徐恩五　中国人民解放军南部战区总医院

禤艺文　中国人民解放军南部战区总医院

杨　异　上海市第六人民医院

杨金良　河北医科大学附属第三医院

杨胜利　佛山市第一人民医院

易　俊　中国人民解放军东部战区总医院

曾　茜　南方医科大学珠江医院

张　满　广州医科大学附属第一医院

张　强　北京积水潭医院

朱启航　广东药科大学附属第一医院

编者名单

Suresh Agarwal, MD, FACS, FCCM Division of Trauma and Critical Care Surgery, Department of Surgery, Duke University Medical Center, Durham, NC, USA

Michael Bemelman, MD Elisabeth Two Cities Hospital, Tilburg, The Netherlands

Umar Bhatti, MD Acute Care Surgery, Trauma, Burn, Surgical Critical Care, Department of Surgery, University of Michigan Health System, Ann Arbor, MI, USA

Walter Biffl, MD Trauma and Acute Care Surgery Scripps Memorial Hospital, La Jolla, CA, USA

Scripps Memorial Hospital, La Jolla, CA, USA

Jose J. Diaz Jr, MD, CNS, FACS, FCCM Division Acute Care Surgery, Department of Surgery, R Adams Cowley Shock Trauma, University of Maryland School of Medicine, Baltimore, MD, USA

Andrew Doben, MD Division of Trauma, Acute Care Surgery and Surgical Critical Care, Department of Surgery, University of Massachusetts Medical School–Baystate, Springfield, MA, USA

John G. Edwards, MB, ChB, PhD, FRCS (C/Th) Department of Cardiothoracic Surgery, Northern General Hospital, Sheffield Teaching Hospitals NHS Foundation Trust, Sheffield, South Yorkshire, United Kingdom

Mario Gasparri, MD Department of Thoracic Surgery, Medical College of Wisconsin, Milwaukee, WI, USA

Marisa Gasparri University of Wisconsin – Madison, Madison, WI, USA

Krista Haines, DO Division of Trauma and Critical Care Surgery, Department of Surgery, Duke University Medical Center, Durham, NC, USA

William J. Hunt, BMedSci Department of Cardiothoracic Surgery, Northern General Hospital, Sheffield Teaching Hospitals NHS Foundation Trust, Sheffield, South Yorkshire, UK

William Long, MD Legacy Emanuel Medical Center, Portland, OR, USA

Silvana Marasco, MD Department of Cardiothoracic Surgery, The Alfred Hospital, Melbourne, Melbourne, VIC, Australia

John Mayberry, MD St. Lukes Wood River Medical Center, Ketchum, ID, USA

Tashinga Musonza, MD Michael E. DeBakey Department of Surgery, Baylor College of Medicine, Houston, TX, USA

Lena M. Napolitano, MD, FACS, FCCP, MCCM Acute Care Surgery, Trauma, Burn, Surgical Critical Care, Department of Surgery, University of Michigan Health System, Ann Arbor, MI, USA

Deepika Nehra, MD Division of Trauma, Burns and Surgical Critical Care, Department of Surgery, Brigham and Women's Hospital, Harvard Medical School, Boston, MA, USA

Raminder Nirula, MD, MPH Acute Care Surgery Section, Department of Surgery, University of Utah, Salt Lake City, UT, USA

Barbara U. Okafor, BS Division of Trauma, Burns and Surgical Critical Care, Department of Surgery, Brigham and Women's Hospital, Boston, MA, USA

Fredric M. Pieracci, MD, MPH Department of Surgery, Denver Health Medical Center, University of Colorado School of Medicine, Denver Health Medical Center, Denver, CO, USA

Richard M. Pino, MD, PhD, FCCM Department of Anesthesia, Critical Care and Pain Medicine, Massachusetts General Hospital, Harvard Medical School, Boston, MA, USA

Noelle N. Saillant, MD Division of Trauma, Emergency Surgery and Surgical Critical Care, Department of Surgery, Massachusetts General Hospital, Harvard Medical School, Boston, MA, USA

Jeffrey J. Skubic, DO Division of Trauma, Burns and Surgical Critical Care, Department of Surgery, Brigham and Women's Hospital, Harvard Medical School, Boston, MA, USA

Abraham Sonny, MD Department of Anesthesia, Critical Care and Pain Medicine, Massachusetts General Hospital, Harvard Medical School, Boston, MA, USA

S. Rob Todd, MD, FACS, FCCM Michael E. DeBakey Department of Surgery, Baylor College of Medicine, Houston, TX, USA

Thomas W. White, MD, FACS, CNSC Intermountain Trauma and General Surgery, Murray, UT, USA

Tiffany Zens, MD Department of Surgery, University of Wisconsin, UW Hospital and Clinics, Madison, WI, USA

Frank Zhao, MD Acute Care Surgery, The Queen's Medical Center, Honolulu, Honolulu, HI, USA

Department of Surgery, John A. Burns School of Medicine, University of Hawaii, Honolulu, HI, USA

中文版前言

本书历经打磨，终于与广大读者见面了，这也是目前市面上第一本针对肋骨骨折管理的专著。

近20年来，随着社会发展和经济进步，以及人们对生活质量的追求提升，同时在材料学、医疗技术发展的支撑下，针对胸部创伤，尤其是肋骨骨折的研究日益兴起，各种研究证据层出不穷。但与之相对应的是教科书中的理念落后，对相关内容的描述也是语焉不详，在指导临床实践方面存在一定局限性。肋骨骨折内固定术已在临床上广泛开展，其改善呼吸功能的作用及提高生活质量的有效性有目共睹，但由于缺乏高级别临床研究证据的支撑，缺少权威指南的指引，且各协会制定的共识存在差异，肋骨骨折的管理和治疗存在诸多争议，甚至存在误区。

本书由目前活跃在胸外伤领域的国际专家合作编写而成。各章内容分别由相关研究领域的专家或开展相关研究的主要研究员撰写，相关议题也是编者经过多次沟通和讨论才确定的。因此，本书中关于肋骨骨折管理的内容兼具实用性和先进性，所阐释的理念也更贴近临床实践。与胸部肿瘤相比，胸部创伤的相关研究和进展相对缓慢。近年来，陆续有一些关于肋骨骨折的新临床研究数据发布，大多可在本书内容框架下进一步得到验证和拓展。

本书各章内容的一致性较好、专业性较强，而且内容丰富，不仅包含肋骨骨折的诊断、治疗、评估，还详细介绍了肋骨骨折的病理生理学改变、手术技巧、手术器械、临床管理路径及展望等多方面内容，对临床实践具有较好的参考价值和指导意义。

本书的翻译得到广州医科大学附属第一医院何建行教授的大力支持和指导，由全国胸部创伤领域的多位专家共同完成，本书出版也得到了广东省胸部疾病学会的大力支持，在此一并感谢。书中如有不当之处，还请读者批评指正。

2023年9月于广州

序 言

    本书是由胸部创伤领域的特邀权威专家共同参与编写而成，为肋骨骨折的规范化诊治提供了真知灼见。当前的创伤外科医生在评估、处置涉及肋骨或胸骨骨折伤情的胸部创伤时，囿于保守的伤情认知及治疗理念，多数采取以镇痛为主要手段的保守治疗，却忽略了其背后潜藏的巨大风险。胸部创伤往往合并许多其他损伤，病情变化迅速，如处理不当，患者的预后通常不佳，并显著影响长远的生活质量。作为胸部创伤的典型代表，近年来，肋骨骨折的规范治疗逐渐获得医学界的关注和重视，外科干预的价值也得到了广泛认可。与此同时，外科干预在肋骨骨折治疗中的全面推广仍面临着部分难点和阻碍，如缺乏系统和科学的手术指征、先进和规范的配套技术等。

    为此，本书在结合编者们多年的临床实践及大量坚实可靠的研究证据、临床实例的基础上，对肋骨骨折全程管理相关的问题进行了客观的阐述和精彩的分析。编者们在编写过程中倾注了大量心血，并进行了创新，在介绍肋骨骨折诊治方向、外科手术策略和技巧的同时，也针对胸部损伤的病理生理学及发生、发展机制向读者做了深入浅出的介绍，为读者们传递了对胸部损伤患者采取兼顾标准的个体化治疗方案的理念。本书强大的编者阵容为确保内容质量奠定了坚实的基础，鉴于当前关于胸部创伤救治的专著并不多，本书的出版也将为广大创伤外科医生提供高水平的临床指导，并有望成为未来的行业参考标准。

George C. Velmahos

前　言

　　本书是一本聚焦于胸壁损伤的病理生理学及其全程管理技术的综合性著作。近年来,得益于机械通气策略、体外膜肺氧合(ECMO)技术及肋骨骨折手术固定技巧的长足进步,肺挫伤、肋骨骨折及胸壁功能障碍的治疗技术得到了飞速发展,然而,在胸壁损伤领域依然存在着许多争议及未知,需要进一步研究及探索。本书首次将全球范围内胸壁损伤领域的知名专家聚集到一起,旨在对胸壁损伤的生理学机制、伤情评估和治疗方式选择等相关内容进行全面的回顾总结,并引用前沿的研究结果和证据,以期为胸部创伤领域的医疗从业者们,如胸外科医师及重症监护医师们的临床工作提供坚实、可靠的循证医学证据。

　　感谢 John Mayberry 博士,以及其他为这本著作做出贡献的编者们。特别感谢斯普林格的工作人员高质量的编辑工作,特别是 Margaret Burn 女士,为确保这本著作的最终面世做出了巨大贡献。

　　感谢我的妻子 Adriana 和我的两个孩子 Andre and Sophia 在本书出版过程中给予我支持和爱。Mayberry 博士感谢 Amy、Billie、John Jr. 和 Eliza 对其工作和研究所付出的耐心及努力。

Marc de Moya

John Mayberry

目　录

第 1 章

肋骨骨折治疗的历史

Michael Bemelman, William Long, John Mayberry

古代时期

由于日常生活及部落战争,胸壁损伤的发生率较高,使得古代的外科医生对其治疗非常熟悉。尽管当时大多数人口主要分布在农村,但是早在公元前 4000 年的苏美尔(现在的伊拉克)和公元前 3500 年的埃及就已经出现了人口规模超过数千人的城市[1],人们开挖运河,建造楼房、寺庙、桥梁和城墙。苏美尔和埃及都拥有配备了步兵营、战车和弓箭手等作战单位的职业军队。在耕作、施工建造以及战斗的过程中,人们经常会发生肋骨骨折、连枷胸及开放性胸外伤,这与当代胸外伤的发生情况类似[2](表 1.1 和图 1.1)。

公元前 3000 年,苏美尔石碑上首次出现了有关医疗保健的文字记录[1,3],记载了苏美尔的全科医生在当时利用热水、油、葡萄酒和蜂蜜来清洁和包扎伤口的过程。当时的医生已经意识到感染、烧伤可能带来的不良后果。同时,苏美尔军队对此已配有随军医疗队。

首例被记载的开胸手术是由一名苏美尔的全科医生实施的,手术的目的可能是引流脓肿或血肿。楔形文字所记载的内容表明,该手术可能是一种穿过肋间的有创操作:

"三根肋骨……第四根肋骨被切开……流体[3]。"

史密斯外科纸草文稿于公元前 1600 年问世,其中埃及人提到了肋骨

1

表 1.1　4000 年前埃及关于外伤后肋骨骨折的描述

肋骨编号	右	左
1	部分游离的蝴蝶形骨折（受到来自上部的压力）	无骨折
2	近胸骨端完全性骨折	无骨折
3	两处完全性骨折:一处位于肋骨中段,另一处位于胸骨端并伴有错位	两处骨折:一处完全性骨折位于肋骨中段,另一处为近胸骨端不完全性骨折
4	三处完全性骨折:一处位于胸骨端,一处近胸骨端,另一处位于脊椎旁	肋骨中段骨折伴部分骨缺损
5	三处完全性骨折:一处位于胸骨端,两处位于脊椎旁并形成蝶形骨折	两处完全性骨折:一处位于肋骨中段,另一处位于胸骨端
6	两处完全性骨折:一处位于胸骨端,另一处位于肋骨中段伴游离骨片	两处骨折:一处为肋骨中段完全性骨折,另一处为近胸骨端的不完全性骨折伴严重腹侧移位
7	两处完全性骨折:其中一处位于胸骨端	一处完全性骨折,位于肋骨中段
8	两处完全性骨折:一处位于胸骨端,另一处紧邻脊椎	一处完全性骨折,位于肋骨中段
9	两处完全性骨折:一处位于胸骨端,另一处紧邻脊椎	胸骨端完全性骨折伴严重移位(肋骨向腹侧和下方弯曲)
10	一处完全性骨折,位于胸骨端	无骨折
11	无骨折	无骨折
12	无骨折	无骨折

(From Dupras TL, Williams LJ, De Meyer M, Peeters C, Depraetere D, Vanthuyne, Willems H. Evidence of amputation as medical treatment in ancient Egypt. Int J Osteoarchaeol. 2010; 20: 405-23, with permission)

损伤,这也是该术语首次在古代医学文献中出现[4]。这位不知名的作者描述了肋骨翻转、脱位、伴有肋骨骨折的开放性胸外伤等伤情,但奇怪的是,其并没有提到单纯的肋骨骨折。据 Breasted(史密斯外科纸草文稿的译者)推测,文献中遗漏了单纯性肋骨骨折的内容,有可能是由抄写错误导致的[4]。

　　书中记载了对肋骨翻转、脱位的治疗,即对症的外固定(捆绑)治疗:

　　"你应该把损伤部位与'ymrw'绑在一起;在患者恢复之前,你应该每天用蜂蜜去治疗[4]。"

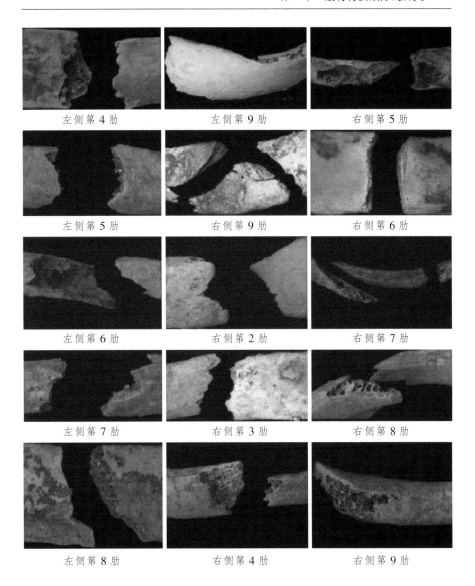

图 1.1　在埃及达尔巴尔沙的一座坟墓中发现 4000 年前的肋骨骨折化石，没有愈合的迹象。(From Dupras TL, Williams LJ, De Meyer M, Peeters C, Depraetere D, Vanthuyne, Willems H. Evidence of amputation as medical treatment in ancient Egypt. Int J Osteoarchaeol 2010; 20: 405-23, with permission)

Breasted 推测"ymrw"可能是一种药材,但他在埃及的药典中并没有找到关于它的记录[4]。

古埃及的外科医生对伴有肋骨骨折的开放性胸外伤的治疗非常熟悉,但没有提及任何积极的治疗策略:

"如果你发现患者胸部受伤,通过检查发现肋骨骨折;而且在触诊时发现肋骨移动,你应该针对他的情况做出结论:……这是一种无法治愈的疾病[4]。"

古印度和古希腊时期

古印度的外科医生 Sushruta(公元前 600—前 500 年)着重强调了利用夹板治疗肋骨骨折:

"当患者发生骨折时,不管是左侧还是右侧,可以通过擦拭纯净的黄油让肌肉放松,然后让患者小心地躺在装满油的容器中,用绳子将竹条牢固地固定在骨折部位[5]。"

同时,Sushruta 医生认为,外科医生应格外注意称为"marmas"的部位,即"易受伤的(敏感的)解剖区域",因为这些部位一旦发生损伤,可能会导致死亡[5]:

"位于两乳之间和腹部上方的 'Hridaya-marma'(心脏的体表标记点)……发生损伤 1 天内就可能导致死亡。

位于两乳正下方的'Stana-mula-marmas',约为两指宽,损伤后会引起咳嗽、呼吸困难的症状,造成患者死亡。"

这是第一篇记载了胸骨骨折、钝性心脏损伤、肺挫伤和血气胸等并发症的医学文献。

希波克拉底(公元前 400 年)也建议采用胸壁夹板疗法:

"……在咳嗽、打喷嚏或其他可以使胸壁活动的情况下,胸壁夹板可作为胸部的支撑……[6]"

希波克拉底对连枷胸的治疗具有独到见解:

"如果绷带绑得太紧,分离的骨折边缘互相接触,就会抑制患者的呼吸。绷带的作用是提供支撑,避免骨折断端移动和错位,而不是防止咳嗽和打喷嚏[6]。"

令人遗憾的是,与 Sushruta、希波克拉底生活在同一时期的一些中国外科医生的绝大多数治疗记录都遗失了。从现存的海量手术记录文献中，我们可以推测，公元前 400 年时，中国医生已经具备了熟练治疗肋骨骨折、连枷胸和开放性胸外伤的技术[3]。

古罗马时期

Celsus（公元前 25 年至公元 50 年）对 12 根肋骨的解剖结构进行了十分准确的描述：

"这些骨骼在最高点处呈弯曲状，截面呈三角形。随着其走行逐渐接近脊柱，这些骨骼变得更宽，也更坚硬。它们在胸前会变成软骨，增加胸廓的浮动。它们从顶部以下就不与其他任何骨骼相关联，而是靠强壮的肌肉和肌腱保持在相应的解剖位置[7]。"

Celsus 认为，不完全性肋骨骨折会在 21 天内愈合，它会引发疼痛，但不会导致咯血。他建议采用包扎、固定碎骨的方法来进行保守治疗[7]。然而，他坚定地指出，完全性肋骨骨折是感染的先兆，感染发生时要尽快引流脓肿，而持续存在的瘘管意味着出现了肋骨感染，必须将其切除[7,8]。

Soranus（公元 78—117 年）被认为是已知文献记载中首位推荐对肋骨骨折患者进行急诊外科手术的学者。他主张切除骨折碎片以缓解疼痛：

"在胸膜受到损伤的情况下，如有必要，我们应切开皮肤表层，将肋骨的破损部分暴露出来；然后将保护胸膜的装置放在碎骨下方，以防止胸膜受伤，在恰当的时机切断并移除碎骨片，从而减少对胸膜的刺激[8]。"

Galen（公元 129—216 年）也曾实施过胸壁手术。Galen 描述了一例胸骨受伤的体操运动员，其受伤部位在 4 个月后出现了脓肿。Galen 不仅切开脓肿并引流，还清除了大部分坏死的胸骨，甚至还清除了心包脓肿[9]。Galen 表示，如果没有及时进行手术，患者可能会死亡，但建议外科医生只有在充分了解胸部解剖知识的情况下，才可以模仿他的治疗方法。

伊斯兰时期

Albucasis 是 10 世纪科尔多瓦城的一名外科医生，他撰写的 *On Surgery and Instruments* 被几代欧洲人奉为医学教科书，在书中，他提出了后肋骨骨折的治疗方法：

"使用手或者器械复位骨折断端，使其恢复原样；然后把石膏敷在上面,有必要的话可用夹板进行固定[10]。"

Albucasis 认为,不必过于重视前部骨折,因为"其骨质为软骨,骨折多为挫伤"。

Albucasis 进一步指出,如果出现"凹陷性肋骨骨折",骨折断端刺穿胸膜,患者会产生剧烈的疼痛和类似胸膜炎的刺痛感[10]。他参照古老的治疗方法,一是用"浸泡在温油中的羊毛"填充凹陷处,然后包扎固定;二是按照 Soranus 的建议,切除凹陷的部位,但需注意术后有出现脓肿的风险。

对于伴有移位的胸骨骨折,Albucasis 建议在患者仰卧时,在其两肩之间放一个枕头来约束肩膀和胸壁动度,以减少胸骨的移位:

"然后把石膏敷在骨折处,再放一块薄薄的柳森木或荆棘木板,或者是类似的轻木板,用布包起来,在骨折处缠绕几圈,系紧系牢。之后定期检查松紧程度,一旦松了就把它绑紧[10]。"

公元 1037 年,波斯的 Avicenna(Ibn Sina)在去世前完成了他的五卷《医学经典》[11]。近期这五卷都被译成了英文,在现代医学教科书中占有一席之地。在书中,Avicenna 对胸壁的解剖和功能进行了详细、准确的描述[11]。

与 Albucasis 的建议相同,Avicenna 认为,在以下极其严重的情况下应采取手术治疗:

"如果肋骨的骨折断端刺破皮肤,应充分游离暴露骨折断端周围的组织。然后,将保护胸膜的装置放在肋骨下方,防止胸膜损伤,动作轻柔地切断并移除刺穿皮肤的肋骨。如果皮肤没有红肿,则直接缝合伤口,于伤口表面外敷药物;如果皮肤出现红肿,则在伤口表面覆盖油性敷料,对症应用药物缓解局部红肿。睡觉时患者可取侧卧位,向疼痛轻微的一侧侧卧[12]。"

中世纪时期

13 世纪,在意大利外科医生 Theodoric Borgognoni 的外科学著作中,有一整章对肋骨骨折治疗进行了描述[13]。为了复位凹陷性肋骨骨折,书中写道:

"……首先把患者放入装满水的浴缸中,先用松节油浸湿手,再用蜂蜜、沥青或乌石灰擦拭,用手按压骨折处,然后突然抬起,反复做这一动作,直到肋骨复位[13]。"

他还记录了一例因钝性损伤而实施开胸手术的患者,术中发现"骨骼已经刺破了膈肌":

"……有必要切开受伤的部位,以暴露肋骨骨折断端。为防止胸膜被刺穿,可于骨折断端下方放置保护工具。接着,切除刺穿胸膜的肋骨就变得很容易,此后可用常规方法处理伤口[13]。"

为预防脓胸,14 世纪的法国医生 Guy de Chauliac 首次使用了胸腔连续灌洗的方法[14]。他建议扩大胸部穿透伤的伤口,以便胸腔引流。每天用温酒或稀释的蜂蜜持续冲洗胸腔,观察引流液性状。当引流液变清亮时,即可停止胸腔冲洗。

1497 年, 德国的 Hieronymus Brunschwig 出版了系列丛书《外科疼痛》[15,16]。在本书 1525 年的英译版中记载了有关"肋骨骨折"的描述:

"我们知道肋骨有长有短,短的肋骨很少在后端发生断裂,而长的肋骨则可在多个部位发生断裂,有时也可表现为仅仅向内或向外弯折而没有完全断裂的情况。肋骨骨折并非都是由短暂的暴力所致,有时持续的外力作用也可以引发肋骨骨折。大多数患者在发生肋骨骨折时意识是清醒的,体检时如果能触摸到骨折断端,基本可以明确诊断。此外,受伤史、胸壁出现凹陷等均有助于肋骨骨折的诊断。如果肋骨骨折严重且断端刺破肺脏可导致致命的后果或者持续的气胸,患者可出现气短、咯血等症状[15]。"

Brunschwig 重申了 Albucasis 和 Theodoric 的治疗方法,建议尽可能采取手法复位,必要时可用黏合剂,然后使用石膏进行固定。对于粉碎性骨折,他采用了 Soranus 的治疗方法,认为有必要切开切口,并清除肋骨骨折的碎骨片。

16 世纪,Ambroise Paré 撰写了几篇关于严重胸壁损伤的文章[17]。在法西战争期间,他治疗了一例被火绳钩枪射伤的男性患者,子弹穿过其胸部并造成胸部开放性伤口、肋骨粉碎性骨折:

"我看到血从他的嘴里和伤口中流出来,同时他存在呼吸困难、胸部伤口漏气并伴有哨音,吹出来的气体甚至可以熄灭一根燃烧着的蜡烛,患者主诉子弹击中的伤口让他感到剧烈疼痛,考虑是刺伤肺部的一些小块碎骨片导致的。当受伤的胸壁随着呼吸上下浮动时,我用手指进行触诊,发现子弹射入时破坏了第 4 肋的中段,从第 5 肋穿出,被击碎的骨片自内向外进射并嵌入周围组织。因为碎骨片的位置很深且与周围紧密粘连,所以我仅取出了部分碎骨片[17]。"

Paré 用浸泡在蛋黄、松节油和玫瑰油中的亚麻纱布包扎胸部的开放性伤口。这样包扎并不能止血，但可以阻止外部空气进入胸腔。包扎不宜过紧，松紧程度以不影响患者呼吸为宜。

"至于患者主诉伤口处感到的疼痛……是由肺部的呼吸运动与断裂的碎骨片摩擦所导致的。因为肺脏表面覆盖着一层胸膜，胸膜上有着丰富的神经，所以患者感到极度疼痛；同样，呼吸困难是由进入胸腔的积血限制了呼吸，以及承担呼吸功能的肋间肌撕裂所导致的[17]。"

18 世纪和 19 世纪

1702 年，John Moyle 在《女王陛下的古代航海诗集之一》中写道：

"如果肋骨断裂或移位，应将患者放置在圆形的物体表面，如木桶底，让助手协助患者伸展躯体，徒手将肋骨的两断端复位。但对于断端移位明显且无法通过上述方法复位者，则采取如下方式。

将石膏、鸟粪和谷物等混合物制成的石膏板缝合，还可以在它外面裹上绷带以方便拖拽；长时间静置后，这些材料能粘在一起，然后伤员按上述姿势躺好，猛力牵拉以将患者拽起来，将肋骨复位。

然后和 Ol.Rof. 绑到一起，作为一种备用防护；按照程序再做件合体的 Rouling，最后固定骨折位置。

尽量排出胸腔积血，按照救治目录上所列出的能找到的类似于啤酒或一些对治疗外伤有帮助的饮料给患者服用，以达到补液的效果；让患者快速呼吸，避免血液凝固，直到出血停止，服用新鲜和有营养的食物[18]。"

1743 年，著名的德国外科医生 Heister 强调了先前的建议：对肋骨骨折进行人工复位，并切除对胸膜产生刺激的肋骨碎片[19]。Heister 认为，不及时处理血胸会增加脓胸的发生风险，建议尽早对血胸患者进行穿刺引流，这与现代创伤科和胸外科医生的观点是一致的[19]。

Heister 详细地描述了对锁骨、肩胛骨、胸骨和肋骨骨折等部位的包扎过程。他建议用绷带从胸部下方开始包扎，直到覆盖住整个骨折部位[19]。如果肋骨骨折需要复位，他建议在包扎时使用软夹板和（或）石膏。

拿破仑战争时期，来自英国和法国的军医 Guthrie 和 Larrey 撰写了大量有关胸部损伤治疗的文章。对于严重的胸壁钝性伤和单纯胸壁穿透伤所导致的碎骨片,两位医生均建议行手术清除[9]。

1830 年,爱丁堡大学的 John Hennan 写道:

"在治疗胸部创伤时,弹性绷带是必不可少并且非常有用的;它不仅可以对肋骨骨折进行制动,还可以对胸廓起到一定的支撑作用;当出现多根肋骨骨折时,我们并没有其他更好的方法去固定骨折部位……[9]"

1830 年,伦敦圣巴塞洛缪医院的 William Lawrence 写道:

"肋骨骨折比胸骨骨折更为常见。当骨折发生在胸部的前方或两侧时,通常可将手放在患者受伤部位或主诉疼痛剧烈的部位,即可轻易地做出诊断。因为胸部运动使骨折断端产生明显摩擦,给患者带来剧烈的疼痛感。

治疗时,只要胸部不做剧烈活动,减少肋间肌的活动,那么骨折断端就不会出现移动,也就不会产生疼痛……我们应尽量遵循这一原则,用棉布或法兰绒材质的宽绷带包扎受伤部位或者应用宽腰带进行环绕固定,再用卡扣或带子扣紧,我们称之为'肋骨骨折绷带'。

然而,在某些情况下,绷带不可包扎得太紧,因为包扎过紧及骨折部位出现的肿胀对骨折断端愈合不利,特别是在多根肋骨骨折的情况下,会加重患者的痛苦。因此,我们在治疗中务必避免使患者胸壁承受过大的外力……[9]"

1861 年,Tripler 和 Blackman 在《军事外科医生手册》中建议:

"对于枪击引发的肋骨骨折,有时会引起持续的感染及脓胸,这就需要扩大伤口,取出骨骼、衣服碎片等异物。

……应小心谨慎地取出骨骼碎片,修剪骨折端的粗糙边缘,在骨折部位绑上适合的绷带,让患者取健侧卧位。对此类骨折所采取的治疗方案及原则与其他原因所导致的肋骨骨折的治疗原则是相同的[20]。"

肋骨骨折治疗初步受到重视

1928 年,Holderman 在公开发表的刊物中阐述了胸骨骨折的治疗史[22]。他提到现有教科书中进行手术复位固定的两种方式尽管有时是合理的,但很容易失败。对于胸骨骨折,他主张手法复位后,以石膏板包绕患者前胸,嘱其卧床休息,以保持胸骨不发生移位。

1942 年，对于胸部挤压伤患者，DeBakey 推荐采用肋间神经阻滞，并用胶带固定胸壁，从而达到减轻疼痛、改善呼吸功能的作用[23]。他认为，人工复位肋骨骨折的操作是"不必要的且麻烦的"。

1942 年，Gray 在描述一例前肋和后肋同时发生骨折并出现胸壁不稳（类似于连枷胸）的患者时，推荐局部应用"轻沙袋"包扎固定，以限制反常呼吸，或者使用呼吸机进行治疗[24]。

1942 年，Leavitt 报道了一例跌倒 1 年后多发性肋骨骨折骨不连的病例[25]。Leavitt 取胫骨皮质作为移植物，将其塑形为梭状，并插入"新鲜"的肋骨骨折断端的髓腔进行连接。最终，有两根肋骨移植后没有愈合，为此进行了二次手术，最终以"绑线法"成功治愈了骨不连。

1943 年，Elkin 和 Cooper 提道："如果骨性碎片向胸腔内凹陷并导致肺损伤，则需要通过手术将凹陷的肋骨碎片抬起[26]。"

尽管此前，意大利外科医生报道了通过向肋间神经注射乙醇来缓解肋骨骨折疼痛[27]，但纽约贝尔维尤医院的 Richardson 和 Papper 医生在 1947 年报道了应用此法导致组织坏死的病例，故不推荐采用肋间神经注射乙醇止痛的方法。他们报道了对 217 例肋骨骨折患者应用普鲁卡因进行椎旁阻滞和肋间神经阻滞，其中 80% 的患者的疼痛得到明显缓解，只有 25% 的患者需要再次进行阻滞。作者认为，局部阻滞麻醉可以避免阿片类药物及胸壁包扎/夹板的应用。

1950 年，弗吉尼亚医学院的 Coleman 参考了 1945 年 Hagen 提出的"捆绑"治疗肋骨骨折的方法[28]，以及 1946 年 Shefts 和 Doud 提出的创伤患者开胸手术后"绑线固定"的经验[29]，报道了对 15 例连枷胸患者的治疗经验，并认为这是一种可选的治疗方案。在这些连枷胸患者中，研究者将横行骨折和斜行骨折两端修整整齐，然后从相邻的肋骨上取一段 3cm 的骨片作为"骨钉"，通过在骨折断端的两侧钻孔，将骨折断端连接起来[30]（图 1.2）。

1951 年，来自辛辛那提的 Carter 和 Giuseffi 认识到胸壁捆绑固定会影响肺功能，同时肋间神经阻滞止痛对一些患者是无效的。他们开展了一项针对 7 例胸部挤压伤或连枷胸患者进行预防性气管切开术的研究[31]，取得了很好的临床疗效。气管切开术的好处包括促进分泌物清除、改善呼吸功能和改善氧合作用。Carter 和 Giuseffi 还发现，在一些患者中，气管切开术后胸壁的反常运动会立即消失或者明显减轻。

1952 年,东京陆军医院的胸外科医生 Valle 报道称,他的患者中有 2% 存在胸廓挤压伤[32]。Valle 建议伤者取 45°的头高卧位,鼓励伤者主动咳嗽,减少使用镇静药物,适量使用阿片类药物镇痛,并使用 2%普鲁卡因行肋间神经阻滞镇痛。他进一步提出,"当一侧胸壁上有两处以上的肋骨骨折时,应采用绷带固定的传统方式进行制动"。当出现粉碎性骨折,特别是当碎骨片"刺入胸膜腔和肺实质"时,建议实施开胸手术取出碎骨片并修整肋骨断端。

Valle 在美国胸外科协会进行了相关治疗的演讲,在随后的讨论中,来自丹佛的 Frederick Harper 博士表示支持他的观点:"……一些患有连枷胸的患者……可以通过开胸手术获得更好的治疗"。Harper 博士没有阐述他将在开胸手术过程中实施何种措施,但会考虑采取"绑金属线"的方式固定骨折端。紧接着,来自新泽西州特伦顿的 George Summer 博士也认为,虽然"绑金属线固定肋骨骨折可以使胸壁更加稳定,但会延长手术时间"[32],不过这种固定肋骨骨折的方法仍然值得采用,George Summer 博士也曾在修复胸腹腔伤口时应用过这种固定方式。

1956 年,Crutcher 和 Nolen 报道了 14 例采用髓内钉和钢丝环扎进行手术固定肋骨凹陷性骨折的病例[33],治疗效果良好,并发症少。

20 世纪,外牵引和固定装置逐渐兴起、发展并被应用于治疗胸壁损伤[34],其中罗马尼亚布加勒斯特 Constantinescu 公司的"镶板"是这类装置中最精巧、操作最不烦琐的一种,可将肋骨骨折导致的胸壁凹陷节段复位并将其固定到位[35](图 1.3)。

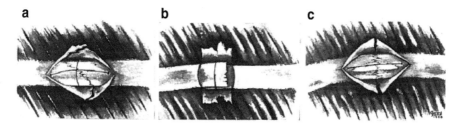

图 1.2　Coleman 对现代第 1 例患者进行肋骨骨折固定术的描述。(From Coleman FP, Coleman CL. Fracture of the ribs—a logical treatment. Surg Gyn Obstet 1950; 90: 129-34, with permission)

机械通气延缓肋骨骨折切开复位内固定的发展

1956 年, 芝加哥大学的 Avery Morch 和 Benson 在治疗严重的胸部挤压伤患者时引入了利用面罩或气管插管行正压通气的治疗方法, 这一治疗方式的推广, 显著减缓了肋骨骨折手术复位和内固定(ORIF)技术的发展速度[36]。

在随后的 20 年中, 偶尔有一些对胸骨和肋骨骨折患者行 ORIF 的零星报道, 但在很大程度上都被忽略了。

1957 年, 亨利报道了对一例浮动胸壁患者采用固定板固定不稳定胸骨, 取得了良好的疗效[37]。

1961 年, 苏格兰格拉斯哥的 Sillar 报道了应用髓内钉对连枷胸患者前胸壁骨折段进行固定的案例, 必要时还可加用可塑形的胸骨固定板进行固

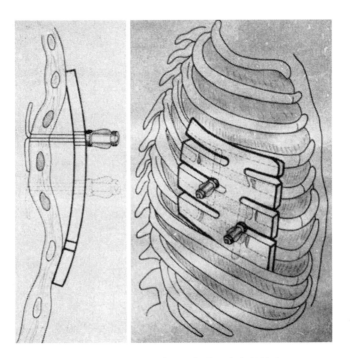

图 1.3　Constantinescu 对一种精巧有效的肋骨骨折外固定板的描述。(From Constantinescu O. A new method of treating the flail chest wall. Am J Surg 1965; 109:604-10, with permission)

定[38](图 1.4)。

1971 年,南非的 Le Roux 和 Stemmler 使用不锈钢制成的 Adkins 钢板治疗了一例从建筑物高处坠落的浮动胸壁患者[39]。

1973 年和 1974 年,在法国和西班牙逐渐出现了关于在肋骨骨折患者中进行手术内固定的报道[40-43]。

1975 年,来自英国的 Moore 报道了 50 例应用髓内钉固定治疗钝性胸壁损伤的病例,取得了显著的治疗效果[44]。

1975 年,来自美国的 Richardson、Grover 和 Trinkle 建议对单纯性胸骨骨折患者进行早期治疗[45];同时,Thomas、Blaisdell、Lewis 和 Schlobohm 结合自身经验提出:当存在严重的胸部创伤时,如果预判机械通气时间会延长,主张对连枷胸患者选择性地进行手术固定治疗[46]。

与此同时, 德国治疗胸部创伤的技术也得到了飞速发展:1978 年、

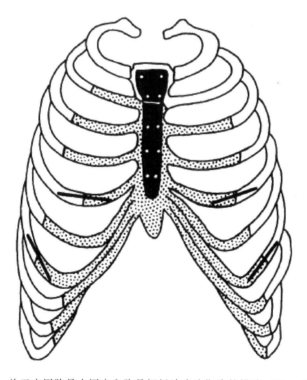

图 1.4 Sillar 关于应用肋骨内固定和胸骨钢板治疗连枷胸的描述。(From Sillar W. The crushed chest: Management of the flail anterior segment. J Bone Joint Surgery 1961; 43B: 738-45, with permission)

1979 年及1981 年,有学者分别报道了应用 Rehbein 髓内钉、Vecsei 钢板及 Labitzke 钢板治疗骨折的临床病例[47-49]。1981 年,哥廷根大学的 Hellberg 及其同事报道了使用压缩接骨板(通常用于面部骨折固定)治疗连枷胸的病例[50]。

肋骨骨折是合并其他损伤预后不良的预测因素

回顾 Sushruta 和 Hippocrates 时期的临床报道可发现, 肋骨骨折患者的呼吸功能预计在受伤后前几天即会恶化。然而,直到 20 世纪 90 年代,人们才认识到肋骨骨折是合并其他非胸部损伤预后不良及致死率增加的预测因素, 这一认识在很大程度上是由以下三个事件促成的:Lee 及其同事通过分析 1984—1986 年 3 年间的马里兰州创伤数据库(105 683 例患者)发现, 存在 3 根或以上肋骨骨折的患者可能需要更高级别的护理[51]; 1990 年,加西亚及其在美国国家儿童医疗中心的同事们发现,随着肋骨骨折的数量增加,儿童的死亡风险急剧增加[52];2000 年,西雅图哈伯维尤医疗中心的 Bulger 及其同事们证实,上述结论在老年人(65 岁及以上)中同样适用[53]。

肋骨骨折切开复位内固定治疗理念的复苏

肋骨骨折 ORIF 的再次复苏始于 20 世纪 80 年代的美国俄勒冈州波特兰市,由莱加西·伊曼纽尔医院(LEH)的 William Long 博士及其同事提出。Long 在巴尔的摩的马里兰大学休克创伤中心完成了创伤和外科重症护理的系统学习, 随后在加州大学圣地亚哥分校进行了心胸外科的培训。在其学习过程中,Long 从未见过或听说过肋骨固定可用于治疗连枷胸。

1983 年,Long 收治了一例 30 岁的女性伤者:一辆卡车把患者撞到砖墙上,并导致其左前胸挤压撕裂,合并左肺上叶支气管撕裂伤。患者被直接送到手术室,并接受了左侧开胸左上肺叶支气管吻合术。患者左前第 3~7 肋粉碎性骨折,情况非常不稳定。按照当时的常规治疗方法,行气管插管及正压通气支撑胸壁 3~4 周。然而,由于患者接受了支气管吻合术,长时间的正压通气不利于支气管吻合口的愈合,Long 并不打算长时间应用呼吸机。

　　结合前期在密歇根大学创伤骨科获得的相关学习经验,Long 和 Robert 将患者断裂的肋骨骨折断端对齐,并用 Luque 钢丝环绕骨折断端进行固定,将钢丝固定在垂直于肋骨的固定板上,将连枷胸的节段悬吊起来(图 1.5)。2 天后拔除气管插管,4 天后患者顺利出院。3 个月后,患者返回工作岗位。不过,术后 6 个月,患者要求拆除固定板,因为它们"太重了"(译者注:呼吸时有约束感)。

　　在接下来的几年里,Long 及其同事为另外几例伤情严重的浮动胸壁患者(包括需要行胸廓成形术的患者)采取了相同的固定方式,结果显示并发症的发生率极低。有些患者术后会因为存在不适感而要求移除固定板。

　　1985 年,Long 在美国外科医师学会上展示了其使用垂直肋骨钢板进行固定的临床经验,引起了学术界的浓厚兴趣,同时也引来了很多质疑的声音。一些知名创伤外科医生认为,垂直肋骨钢板固定可能会影响患者肺功能、导致胸壁活动受限。因此,Long 与 LEH 核医学部合作,采用吸入放射性氙的方法,对健侧肺和对侧连枷胸但不合并显著肺挫伤的患侧肺进行术前、术后的对比研究。结果令人倍受鼓舞,在被纳入研究的 3 例受伤患者中,80%的吸入性氙气在术前进入健侧肺;垂直固定后,双侧肺的吸入气体量分布均匀(图 1.6)。不巧的是,当时政府限制了氙气在人体研究中的使

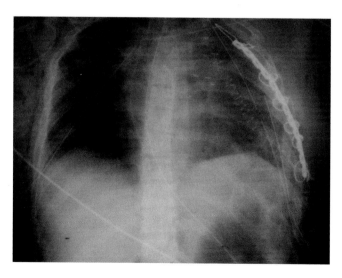

图 1.5　连枷胸的垂直钢板重建术。(Courtesy of W. Long)

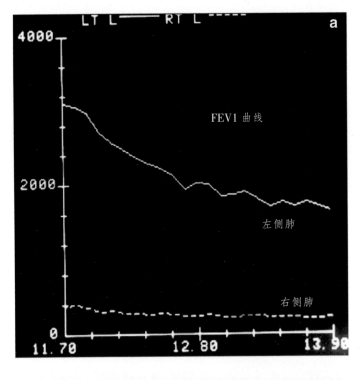

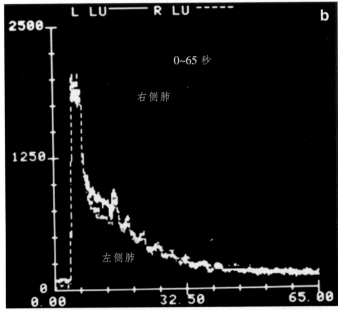

图 1.6　(a)术前吸入氙气后,健侧肺和患侧肺之间的差异。(b)同一患者术后吸入氙气。
(Courtesy of W. Long)

用,该研究最终并未完成,故上述研究结果从未见诸报道。

1985 年,Long 及其同事治疗了他们收治的第 1 例患有罕见的急性胸壁肺疝的患者:一例在机动车事故中遭遇左胸挤压伤的中年女性患者。该患者左侧第 4~8 肋粉碎性骨折,致其左上肺叶通过胸肌和前锯肌的间隙疝入皮下组织,并形成巨大疝囊。Long 首先对失活的组织进行清创,并用固定板固定了发生骨折的肋骨,然后用 Vicryl 网覆盖修补胸壁上存留的大小约为 15cm×25cm 的空隙(图 1.7)。术后患者恢复了正常活动,但在 1 年后同样要求拆除这些固定板。

患者们接二连三地提出移除肋骨固定板的要求,使得 Jon Hill 和 Long 博士转而使用固定下颌的钛板联合双皮质螺钉进行肋骨固定,之后便未再有患者提出拆除固定板的要求。

在此期间,两名 LEH 创伤骨科医生(James Krieg 和 Steve Madey 医生)在 Legacy 生物力学实验室的 Michael Bottlang 博士的协助下,开始设计轻巧、符合肋骨解剖特性、有弹性的钛板[54](图 1.8)。该专利技术已被授权给 Synthes 公司,随后其以 MatrixRIB™ 为商品名正式进入市场。

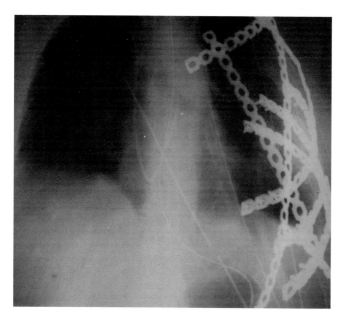

图 1.7　钢板复位内固定和可吸收补片治疗创伤性肺疝患者的术后 X 线片。(Courtesy of W. Long)

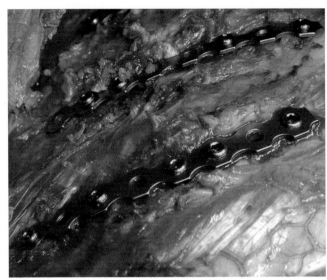

图 1.8　轻巧、肋骨专用、柔性钛板原型。(Courtesy of W. Long)

　　1990 年,美国威斯康星州密尔沃基市的 George Haasler 博士报道了一例 66 岁的多发性严重移位的后外侧肋骨骨折女性患者。在 ORIF 术后,患者的呼吸功能得到了明显改善[55]。由此,Haasler 与威斯康星医学院的同事 Mario Gasparri 和 William Tisol 一起,成为早期手术内固定治疗的坚定支持者[56]。

　　1992 年,Donald Trunkey 博士在旧金山综合医院观摩学习了肋骨骨折 ORIF 技术后,于俄勒冈健康与科学大学 (OHSU) 进行了第一次连枷胸 ORIF[46]。Trunkey 和创伤学科负责人 Richard Mullins 博士也鼓励创伤研究员John Mayberry 博士将连枷胸 ORIF 作为研究方向。这些研究者的目的在于寻找严重肋骨骨折最有效的治疗方式、确定手术适应证,并针对手术与非手术的远期疗效进行对比研究。然而,Landercasper 和来自美国威斯康星州的 La Crosse 及其同事[57]报道的非手术治疗连枷胸会带来极高的远期致残率,显著地影响了研究者们的研究设计(译者注:从伦理上很难进行随机分组)。OHSU 的创伤小组与同时期的 W. Long 及 H.B. Ris 均提出:ORIF 不仅可以快速改善连枷胸患者的临床症状,还可以预防长期疼痛并降低致残率[58,59]。

　　1995 年, 阿拉伯联合酋长国的 Ahmed 和 Mohyuddin 用与髓内金属丝类似的材料治疗了 26 例连枷胸患者[60]。相比对照组,这些患者的机械通气时间减少,气管切开比例下降,肺炎发生率和死亡率均明显降低。

1996 年,Tanaka 及其同事在得克萨斯州举办的美国创伤外科协会上报道了一项针对严重连枷胸患者的前瞻性随机对照研究,研究结果表明,相比进行气体内固定的患者,早期应用 Judet 板进行 ORIF 的患者具有更好的治疗效果和更高的复工比例[61]。

1998 年,德国埃森的 Voggenreiter 及其同事开展了类似的临床试验并得到了类似的研究结果,其使用的固定材料为 Judet 固定板或 3.5mm 订书钉[62],但其结论显示合并肺挫伤的患者可能无法从 ORIF 中获益。

2000 年,OHSU 骨科生物力学实验室的 Thomas Ellis 博士和 Joel Gillard 博士设计了专门用于肋骨骨折的 U 形/锁定螺钉(图 1.9)。最初这类新型人工材料在 2003 年提交申请专利的时候被称为 U 形板。2005 年,美国食品药品监督管理局(FDA)向俄勒冈州希尔斯伯勒的 Acumed 有限责任公司颁发了肋骨骨折切开复位内固定器械的营销许可证。同年,Mayberry 在 OHSU 实现了 U 形板的首次临床应用[63]。U 形板(现称为RibLoc™, acutein-novations.com)的生物力学效用在 2008 年得到了验证[64]。

2004 年,肋骨骨折 ORIF 的临床效用在一系列新生马驹病例中得到了

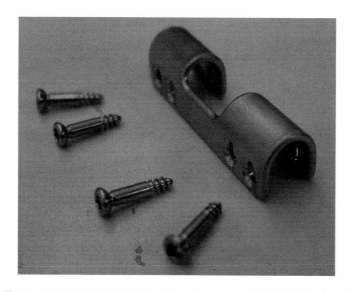

图 1.9 LCC 肋骨专用板原型。(Acute Innovations, LLC, Hillsboro, OR)

验证[65]。塔夫茨大学兽医学院的外科医生认识到,合并肋骨骨折及呼吸窘迫的新生马驹具有较高的死亡率(>50%),在参考回顾了肋骨骨折 ORIF 在人类病例中应用获益的文献后,对 14 匹肋骨骨折并出现呼吸窘迫的马驹(出生 1 小时至 5 天)进行了肋骨骨折 ORIF,其中 12 匹顺利康复。而死亡的 2 例马驹中,1 例死于手术过程中,施氏针刺入了马驹的心脏。在这起事件之后,研究者使用了 Synthes 公司提供的 2.7mm 钢板和螺钉,之后便再未出现严重的手术并发症。

在过去的 10 多年间,中国研究出独特的手术技术和固定器械。但受到语言不通的限制,这些技术不为外界所知。中国的外科医生应用形状记忆合金(镍钛合金)制成的肋骨夹来固定骨折已经有很多年的历史了(图1.10)。这种合金有两个特点:可以恢复到原来的形状和尺寸,以及比传统合金大 10 倍的弹性[66]。考虑到肋骨随着呼吸运动,每天进行大约 14 000 次活动的特点,镍钛合金所具有的弹性可能是其适用于肋骨骨折固定的重要因素。

中国的镍钛合金肋骨夹的设计理念基于与 Labitzke 夹和 Stracos 夹相同的原理[49,67]。将夹子置入无菌冰水中冷却,选择合适尺寸的夹子,以弯钳撑开弯曲的夹子齿臂,以便将夹子快速放置于骨折断端,当夹子温度升至体温时,可恢复至原始形态。因此,在肩胛骨下方等操作困难或难以到达的

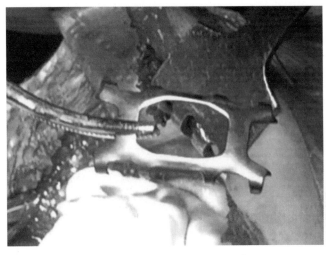

图 1.10   中国特有的镍钛记忆合金固定板。(Courtesy of Prof. Wu Jun, Beijing, China)

解剖区域,应用此类肋骨夹可以使骨折的固定变得更加容易(图 1.11)。然而,该夹子不适用于大范围的粉碎性肋骨骨折或近脊柱、胸骨旁骨折。同时,拆除这些夹子也有一定困难;当外科医生试图打开齿臂、取出夹子时,它们会立即恢复到原始状态,因此有时需要通过切断钢板来取出(译者注:事实上,在中国,取出钢板并不罕见,利用冰水浸泡后,移除夹子是非常容易的,并不需要切断钢板)。

遗憾的是,据笔者所知,目前还没有系统的镍钛合金肋骨夹治疗肋骨骨折的临床资料。通过与北京的吴俊教授进行讨论,本章作者之一(MB)了解到:中国主要采取传统的钢板和螺钉固定肋骨骨折,而对于简单骨折和难以到达解剖区域的骨折,才辅助应用镍钛合金肋骨夹(译者注:与国外治疗以钢板和螺钉固定为主不同,中国的临床医生通常应用记忆合金或者钛夹进行肋骨骨折内固定)。

手术切开复位内固定术获得认可

2010 年,英国国家卫生与临床优化研究所(NICE)发布了肋骨固定指南[68]。该指南指出,根据目前的证据,只要患者理解手术过程并同意接受

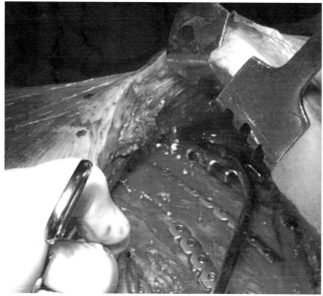

图 1.11　中国特有的镍钛记忆合金板。(Courtesy of Prof. Wu Jun, Beijing, China)

手术,可以常规地对连枷胸患者进行手术内固定,并且对手术效果进行监测。随后报道的有价值的研究主要包括：由美国盐湖城犹他大学的 Ram Nirula 博士领导的决策分析[69]、由澳大利亚墨尔本阿尔弗雷德医院的 Silvana Marasco 博士领导的临床随机研究[70]、由美国马萨诸塞州斯普林菲尔德贝斯塔特医疗中心的 Andrew Doben 医生领导的 ORIF "抢救性治疗"的研究[71],以及美国科罗拉多大学 Fred Pieracci 医生报道的对严重创伤患者采取早期外科手术干预获益的系列研究[72]。

微创手术

1975 年,Paris 及其西班牙瓦伦西亚中央医院的同事是第一批采用微创方式进行 ORIF 治疗连枷胸的外科医生, 他们通过在两个小切口之间, 经皮下插入一块钢板进行固定[42]。

1998 年,Tagawa 及其日本福冈县北九州市八幡区医院的同事报道了 3 例患者,在电视胸腔镜辅助下,做胸壁小切口,使用可吸收的聚乳酸固定板或聚丙烯网复位并固定肋骨骨折[73]。

2002 年,Sing 及其同事在北卡罗来纳州夏洛特的卡罗来纳医疗中心做出了创新。在 Soranus 描述了开放式切除术的两千年后,他们报道了在胸腔镜下切除嵌入胸腔的肋骨骨折碎片以缓解疼痛的病例[74]。

2006 年,Mayberry 及其同事在美国外科医师学会创伤外科视频会议上展示了在胸腔镜辅助下, 采用可吸收固定板行 ORIF 治疗肋骨骨折的视频[75]。

中国的临床医生开发了一种用于胸腔镜手术的镍钛合金固定系统(图 1.12)。不同于常规固定方式,该方法是将固定板置入胸腔内进行固定,通过在肋骨上钻孔并插入细针,来对肋骨骨折断端进行复位,或在胸腔镜直视下,利用附加的小绳圈牵拉肋骨骨折断端两侧以协助复位。将连接固定板的缝线穿出肋间组织并进行牵引,将钢板固定在肋骨骨折内侧面,从而固定骨折。

2015 年,美国科罗拉多州丹佛市的 Pieracci 及其同事报道了 1 例完全胸腔镜下肋骨骨折 ORIF 的患者[76]。2016 年,荷兰的 Bemelman 及其同事通过结合术前 CT 扫描三维成像、胸部解剖标志、术前肋骨骨折超声检查,利用专用的伤口拉钩、90°钻头、螺丝刀、复位工具以及肋骨夹,实施了肋骨骨折微创钢板内固定术(MIPO)[77]。

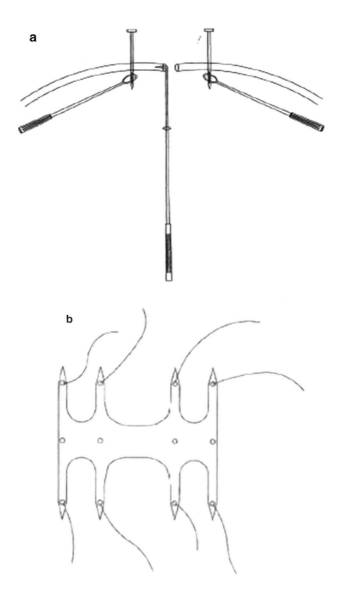

图 1.12　吴教授对胸腔镜辅助下使用镍钛记忆板行 ORIF 治疗肋骨骨折的描述。(Courtesy of Prof. Wu Jun, Beijing, China)

参考文献

1. Gabriel RA. Man and wound in the ancient world. Washington, D.C.: Potomac Books; 2012.
2. Dupras TL, Williams LJ, De Meyer M, Peeters C, Depraetere D, Vanthuyne B, Willems H. Evidence of amputation as medical treatment in ancient Egypt. Int J Osteoarchaeol. 2010;20:405–23.
3. Majno G. The healing hand: man and wound in the ancient world. Cambridge, MA: Harvard University Press; 1975.
4. Breasted JH. The Edwin Smith surgical papyrus, translation and commentary, vol. 1. Chicago: The University of Chicago Press; 1930.
5. Bhishagratna KKL. An English translation of the Sushruta Samhita, vol. 2. Calcutta: Chowkhamba Sanskrit series Office; 1911.
6. Jones WHS. Hippocrates, English translation, vol. III. Cambridge, MA: Harvard University Press; 1957.
7. Spencer WG. Celsus De Medicina, English translation. Cambridge, MA: Harvard University Press; 1961.
8. Hurt R. The history of cardiothoracic surgery from early times. New York: Parthenon Publishing Group; 1996.
9. Hochberg L. Thoracic surgery before the 20th Century. New York: Vantage Press; 1960.
10. Spink M, Lewis G. Albucasis on surgery and instruments. Berkeley and Los Angeles, CA: University of California Press; 1973.
11. Baktiar L. The Canon of medicine, Avicenna, 1, English Translation. Great Books of the Islamic World, Inc., KAZI Publications, Inc., Chicago, 1999.
12. Baktiar L. The Canon of medicine, vol. IV. Chicago: English Translation. Great Books of the Islamic World, Inc., KAZI Publications, Inc.; 2017.
13. Campbell E, Colton J. The surgery of theodoric, volume one. New York: Appelton-Century-Crofts, Inc; 1955.
14. Rosenbaum L. Guy de Chauliac Chirugia Magna, An English translation. Bloomington: Xlibris Corporation; 2007.
15. Treves P. 'Handy Warke of Surgeri', English Translation of Brunschwig's Das Buch der Cirurgia: Hantwirckung der Wundarztny, 1525, Early English Books Online, eebo.chadwyck.com, Accessed June 2017.
16. Di Matteo B, Tarabella V, Filardo G, et al. The traumatologist and the battlefield: the book that changed the history of traumatology. J Trauma Acute Care Surg. 2013;74:339–43.
17. Pare' A. The apologie and treatise containing the voyages made into divers places with many of his writings upon surgery, translated out of Latine and compared with the French by Th. Johnson, Th. Cotes and R. Young, 1634. Reprinted by Falcon Educational Books, London, 1951.
18. Moyle J. Chirurgus Marinus or The Sea-Chirugion. 4th ed. London: E. Tracy; 1702.
19. Heister L. A general system of surgery, English translation. London: Innys; 1743.
20. Tripler CS, Blackman GC. Handbook for the military surgeon. Cincinnati: Robert Clarke & Co.; 1861.
21. The Medical and Surgical History of the War of the Rebellion. Part 1, Vol. 2 (Surgical History). US Army Surgeon Generals Office, Washington: Government Printing Office, 1870.
22. Holderman HH. Fracture and dislocation of the sternum. Ann Surg. 1928;88:252–9.
23. DeBakey M. The management of chest wounds: collective review. Int Abstract Surg. 1942;74:203–37.
24. Gray HK. War injuries of the chest. Staff Meetings of the Mayo Clinic 1942;17:566–72.
25. Leavitt DG. Non-union of three ribs. J Bone Joint Surg Am. 1942;24:932–6.
26. Elkin DC, Cooper FW. Thoracic injuries: review of cases. Surg Gyn Obstet. 1943;77:271–8.
27. Richardson DJ, Papper EM. Nerve-blocking therapy for fractured ribs. J Thorac Surg. 1947;16:432–7.

28. Hagen K. Multiple rib fractures treated with a Drinker respirator. J Bone Joint Surg. 1945;27:330–4.
29. Shefts L, Doud E. The management of thoracic and thoracoabdominal wounds in the forward areas in the Sicilian and Italian campaigns. J Thorac Surg. 1946;15:205–23.
30. Coleman FP, Coleman CL. Fracture of the ribs–a logical treatment. Surg Gyn Obstet. 1950;90:129–34.
31. Carter BN, Giuseffi J. Tracheotomy, a useful procedure in thoracic surgery, with particular reference to its employment in crushing injuries of the thorax. J Thorac Surg. 1951;21:495–505.
32. Valle A. Management of war wounds of the chest. J Thorac Surg. 1952;24:457–81.
33. Crutcher R, Nolen T. Multiple rib fracture with instability of chest wall. J Thorac Surg. 1956;32:15–21.
34. Bemelman M, Poeze M, Blokhuis TJ, Leenan LPH. Historic overview of treatment techniques for rib fractures and flail chest. Eur J Trauma Emerg Surg. 2010;36:407–15.
35. Constantinescu O. A new method of treating the flail chest wall. Am J Surg. 1965;109:604–10.
36. Avery E, Mörch ET, Benson D. Critically crushed chests: A new method of treatment with continuous mechanical hyperventilation to produce alkalotic apnea and internal pneumatic stabilization. J Thorac Surg. 1956;32:291–311.
37. Henry L. Case of stove-in chest injury. Br Med J. 1957;2:339.
38. Sillar W. The crushed chest: management of the flail anterior segment. J Bone Joint Surg. 1961;43B:738–45.
39. Le Roux BT, Stemmler P. Maintenance of chest wall stability: a further report. Thorax. 1971;26:424–8.
40. Judet R. Osteosynthese costale. Rev Chir Orthop. 1973;59(suppl):334.
41. Sanchez LJ. Osteosintesis costal median placa extraperiostica. Techn Rev Quirurgica Espanola. 1974;1:69.
42. Paris F, Tarazona V, Blasco E, et al. Surgical stabilization of traumatic flail chest. Thorax. 1975;30:521–7.
43. Menard A, Testart J, Philippe JM, Grise P. Treatment of flail chest with Judet's struts. J Thorac Cardiovasc Surg. 1983;86:300–5.
44. Moore B. Operative stabilization of nonpenetrating chest injuries. J Thorac Cardiovasc Surg. 1975;70:619–30.
45. Richardson JD, Grover FL, Trinkle JK. Early operative management of isolated sternal fractures. J Trauma. 1975;15:156–8.
46. Thomas A, Blaisdell W, Schlobohm R. Operative stabilization for flail chest after blunt trauma. J Thorac Cardiovasc Surg. 1978;75:793–801.
47. Meier P, Schupback P. Sur therapie des instabilen thorax bei rippenserienfrakturen. Schweiz Med Wschr. 1978;108:608–13.
48. Vecsei V, Frenzel I, Plenk H. A new rib plate for the stabilization of multiple rib fractures and thoracic wall fracture with paradoxical respiration. Hefte Unfallheilkd. 1979;138:279–82.
49. Labitzke R. Early thoracotomy and chest wall stabilization with elastic rib clamps. Zentralbl Chir. 1981;106:1351–9.
50. Hellberg K, de Vivie ER, Fuchs K, et al. Stabilization of flail chest by compression osteosynthesis–experimental and clinical results. Thorac Cardiovasc Surg. 1981;29:275–81.
51. Lee R, Bass S, Morris J, MacKenzie E. Three or more rib fractures as an indicator for transfer to a level 1 trauma center: a population-based study. J Trauma. 1990;30:689–94.
52. Garcia V, Gotschall C, Eichelberger M, Bowman L. Rib fractures in children: a marker of severe trauma. J Trauma. 1990;30:695–700.
53. Bulger E, Arneson M, Mock C, Jurkovich G. Rib fractures in the elderly. J Trauma. 2000;48:1040–7.
54. Engel C, Krieg J, Madey S, Long W, Bottlang M. Operative chest wall fixation with Osteosynthesis plates. J Trauma. 2005;58:181–6.
55. Haasler G. Open fixation of flail chest after blunt trauma. Ann Thorac Surg. 1990;49:993–5.
56. Gasparri MG, Tisol WB, Haasler GB. Rib stabilization: lessons learned. Eur J Trauma Emerg Surg. 2010;36:435–40.

57. Landercasper J, Cogbill TH, Lindesmith LA. Long-term disability after flail chest injury. J Trauma. 1984;24:410–4.
58. Mouton W, Lardinois D, Furrer M, Regli B, Ris H. Follow-up of patients with operative stabilization of a flail chest. Thorac Cardiovasc Surg. 1997;45:242–4.
59. Kerr-Valentic M, Arthur M, Mullins R, Pearson T, Mayberry C. Rib fracture pain and disability: can we do better? J Trauma. 2003;54:1058–64.
60. Ahmed Z, Mohyuddin Z. Management of flail chest injury: internal fixation versus endotracheal intubation and ventilation. J Thorac Cardiovasc Surg. 1995;110:1676–80.
61. Tanaka H, Yukioka T, Yamaguti Y, et al. Surgical stabilization or internal pneumatic stabilization? A randomized study of management of severe flail chest patients. J Trauma. 2002;52:727–32.
62. Voggenreiter G, Neudeck F, Aufmkolk M, et al. Operative chest wall stabilization in flail chest–outcomes of patients with and without pulmonary contusion. J Am Coll Surg. 1998;187:130–8.
63. Mayberry J, Ham B, Ellis T, Mullins R. A Phase IV clinical trial of the RibLoc Rib fracture repair system (poster). American Association for the Surgery of Trauma Annual Meeting, Pittsburgh, PA, 2009.
64. Sales R, Ellis T, Gillard J, et al. Biomechanical testing of a novel, minimally invasive rib fracture plating system. J Trauma. 2008;64:1270–4.
65. Bellezzo F, Hunt R, Provost P, Bain F, Kirker-Head C. Surgical repair of rib fractures in 14 neonatal foals: case selection, surgical technique and results. Equine Vet J. 2004;36:557–62.
66. Hoh D, Hoh B, Amar A, Wang M. Shape memory alloys: metallurgy, biocompatibility, and biomechanics for neurosurgical applications. Neurosurgery. 2009;64(5 suppl 2):199–214.
67. Jayle C, Allain G, Ingrand P, Laksiri L, et al. Flail chest in polytraumatized patients: surgical fixation using Stracos reduces ventilator time and hospital stay. Biomed Res Int. 2015;2015:624723. https://doi.org/10.1155/2015/624723.
68. Insertion of metal rib reinforcements to stabilise a flail chest wall Interventional procedures guidance [IPG361] National Institute for Health and Health Care Excellence. Published date: October 2010 www.nice.org.uk/guidance/ipg361/evidence, Accessed June 2017.
69. Bhatnagar A, Mayberry J, Nirula R. Rib fracture fixation for flail chest: what is the benefit? J Am Coll Surg. 2012;215:201–5.
70. Marasco S, Davies A, Cooper J, et al. Prospective randomized controlled trial of operative rib fixation in traumatic flail chest. J Am Coll Surg. 2013;216:924–32.
71. Doben A, Ericksson E, Denlinger C, et al. Surgical rib fixation for flail chest deformity improves liberation from mechanical ventilation. J Crit Care. 2014;29:139–43.
72. Pieracci F, Rodill M, Stovall R, et al. Surgical stabilization of severe rib fractures. J Trauma Acute Care Surg. 2015;78:883–7.
73. Tagawa T, Itoh S, Ide S, et al. Repair of intrathoracic visceral damage using video-assisted thoracoscopic surgery for blunt chest trauma and rib fixation at the site of mini-thoracotomy. Jpn J Thorac Cardiovasc Surg. 1998;46:121–6.
74. Sing D, Mostafa G, Matthews B, et al. Thoracoscopic resection of painful multiple rib fractures. J Trauma. 2002;52:391–2.
75. Mayberry J, Ham B, Ellis T. Thoracoscopic assisted rib fracture repair. Trauma Surgery Video Session, 92nd Annual Clinical Congress, American College of Surgeons, Chicago, IL, 2008.
76. Pieracci FM, et al. Completely thoracoscopic, intra-pleural reduction and fixation of severe rib fractures. Trauma Case Rep. 2015;1(5–8):39–43. https://doi.org/10.1016/j.tcr.2015.10.001.
77. Bemelman M, van Baal M, Yuan ZH, Leenen L. The role of minimally invasive plate osteosynthesis in rib fixation: a review. Korean J Thorac Cardiovasc Surg. 2016;49:1–8.

第 2 章

胸壁的解剖

Noelle N. Saillant

胸壁的解剖结构承担着维持心肺结构完整并发挥相应生理功能的作用。胸廓呈桶状,由骨性结构及附着于其上的肌肉、软组织和皮肤组成。该结构起到了保护胸腹部脏器的作用,并为胸廓运动提供了一定程度的容积变化范围。骨性胸廓连同附着于其上的胸壁肌肉,随着每一次的呼吸运动而运动,由此进行胸腔内压力的调节。肺与胸壁协同运动所引起的呼气及吸气时压力梯度变化有助于肺的通气。对于外科医生来说,全面掌握胸廓的解剖结构至关重要,因为这有助于其更好地理解呼吸和气体交换的生理机制。

体表解剖结构

在对胸部的初步检查中,掌握重要的解剖标志尤为重要。胸壁的解剖中线由胸骨切迹和剑突的连线构成,其向下延伸,并与腹直肌间的腹白线相连接。这种中线的划分,对于选择正中胸骨切开术的入路具有重要意义[1](图 2.1)。

自胸骨切迹向下延伸,在胸骨柄和胸骨体交界处形成胸骨角,即 Louis 角,该解剖位置对应主动脉弓及气管分叉平面[2]。

胸锁乳突肌在颈部走行,其胸骨头及锁骨头形成三角形间隙,即Sedillot 三角,颈内静脉位于该三角形顶点的后方,故该间隙常被用作颈内静脉穿刺置管的体表标志[3]。斜角肌群位于胸锁乳突肌后外侧,起源于颈椎,止于第1肋、第2肋内缘,其作用是协助完成吸气动作(图2.2)。

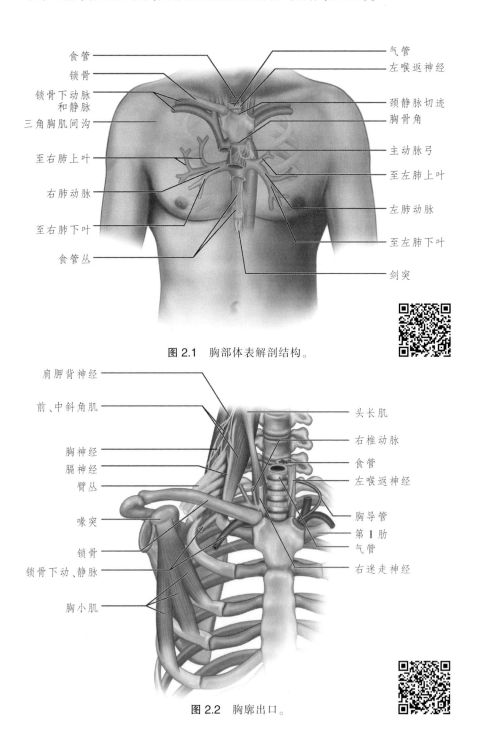

图 2.1   胸部体表解剖结构。

图 2.2   胸廓出口。

　　斜角肌群连同肋锁间隙及胸小肌共同构成了胸廓出口。在该出口处，锁骨下静脉和膈神经沿前斜角肌前表面下行后进入胸腔。胸导管位于胸腔左侧，沿着前斜角肌左侧走行至锁骨下静脉和颈内静脉连接处并引流入体循环。在更深的层面上，锁骨下动脉和臂丛根部以向上肢倾斜的方向走行于前、中斜角肌之间。在其后方，可见胸长神经和肩胛背神经在中、后斜角肌之间走行[4]。形态异常的肋骨、异常增大的第 7 颈椎横突或纤维软骨束带的存在均可能导致胸廓出口神经血管结构受压，其导致的一系列病理生理改变及相应症状称为胸廓出口综合征（TOS）。对于胸廓出口综合征的患者，可因锁骨下动、静脉和（或）臂丛受压而出现血管栓塞和脑血管功能不全、血栓形成、疼痛和感觉异常等临床表现[5]。

　　锁骨沿胸部上侧向外侧横向延伸，并明显向外突出，其内 1/3 处常作为锁骨下静脉置管术的进针点。尽管目前的教材主要建议在腋前线第 5 肋间进行穿刺，但第 2 肋间锁骨中线也是张力性气胸穿刺排气的主要解剖位置之一。

　　在自胸部向上肢延伸的过程中，腋动、静脉在三角肌间沟与第 1 肋交叉的位置穿过胸小肌。腋窝呈椎体样结构，当腋动脉穿行其中时，腋筋膜包绕腋动、静脉血管束与臂丛神经束，并与锁胸筋膜相连接。腋窝顶部主要由第 1 肋、锁骨远端和肩胛骨上缘组成，其内缘由胸壁前下方的前锯肌构成，而前后缘分别由胸大肌、胸小肌和大圆肌围成。腋窝内血管穿过大圆肌后成为肱动脉，腋窝的外侧边界主要由肱骨结节间沟构成。

　　胸廓后方最显著的体表解剖结构主要是沿脊柱长轴方向走行的脊椎棘突及横跨第 1~7 肋的肩胛骨。

骨性胸廓

胸骨

　　胸骨作为胸部正前方的宽基底"护盾"而存在。胸骨柄是胸骨最突出的部分，其上部通过胸锁韧带与锁骨相连，侧面与第 1 肋软骨相连。锁骨与第 1 肋在肋锁韧带处相融合。胸骨柄向下经胸骨角与胸骨体相连接（图 2.3），该连接点平对第 2 肋，然后胸骨向下逐渐变窄，直至形成剑突。

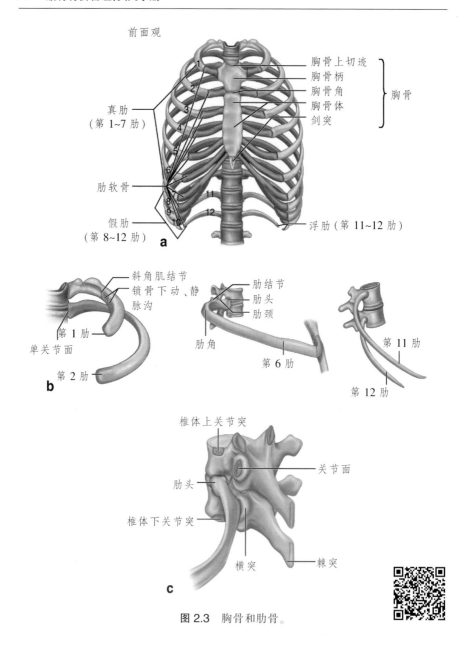

图 2.3 胸骨和肋骨。

肋骨

每侧胸壁的 12 根肋骨不仅构成胸廓,还为胸壁肌肉提供了附着点,它们为肺及纵隔提供了刚性支持和保护。血管神经束沿着肋骨下方的凹槽内走行,其由肋间动脉、肋间静脉和肋间神经组成。

　　第1肋、第2肋覆盖于胸顶,其解剖结构与第3~10肋存在差异。第1肋与胸骨柄紧密相连,尺寸较小,在其与脊柱相连的关节处可见明显弯曲,其下缘形成平行走形的凹槽,内有锁骨下动、静脉通过。第2肋与胸骨柄、胸骨体连接处相连,比第1肋更粗大,并与前斜角肌紧密相连[1,2]。

　　典型肋骨（第3~10肋）的后部与脊椎椎体横突的连接处被称为肋骨头。自肋骨头向前走行至肋骨最薄处被称为肋颈,其侧面横向形成关节面及肋软骨附着的结节。肋骨沿其长轴形成弓状结构,并进一步构成了胸壁的圆柱形轮廓。在前方,肋骨经由肋软骨向前附着于胸骨关节面。肋软骨连接肋骨和胸骨,并结合胸骨的上抬运动,为肋骨制造前向翻转的"桶状"扩张运动。第1~7肋经由肋软骨直接与胸骨柄/体相连,而第8~10肋先向前融合成肋弓,然后继续向前与第7肋前缘的肋软骨相融合。

　　第11肋和第12肋统称为浮肋。浮肋的头部只有一个后关节面,并沿着自身轴向逐渐变细,直至末端的软骨,该端点不与胸腔的其余部分粘连,而是"漂浮"于胸腹部区域(图2.4)。

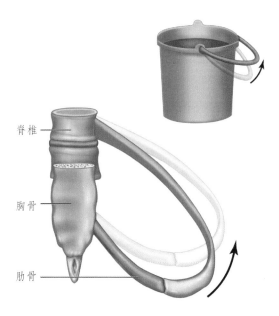

脊椎

胸骨

肋骨

图2.4　呼吸运动。

脊柱

肋骨与脊柱在两个维度上相交。肋骨在椎体间隙水平向脊柱的外侧缘靠近,肋骨头与其上、下方的椎体关节面相连。肋骨后外侧存在弯曲,使得肋骨头得以接触和连接下方椎体的横突(换言之,第5肋骨头与第4胸椎、第5胸椎的椎体及第5胸椎的横突相连接),即所有肋骨都可与脊柱形成牢靠、强健的三点连接[1,2]。

胸壁的肌肉组织

在功能上,通过是否有助于吸气(通过肋骨和胸骨的扩张和抬高)或呼气(通过胸壁回缩和胸腔的凹陷)来划分与呼吸相关的肌肉组织。

主要的呼吸肌

肋间肌是主导呼吸作用的主要肌肉,主要由三层组成:

1. 肋间外肌附着在第1~11肋上,是参与吸气运动的主要肌肉。

2. 肋间内肌在肋间沿后下方走行,是参与呼气运动的主要肌肉。

3. 最内层的肋间肌、肋下肌和胸横肌被包裹在胸内筋膜内,与胸膜相分离。

膈肌对呼吸运动的贡献最大:作为参与吸气运动的主要肌肉,膈肌可通过扩大胸腔容积来实现吸气作用。膈肌呈穹顶状结构,其向下、向腹部方向收缩的同时可抬高其附着的肋骨。膈肌的主要支配神经是膈神经,其血运主要来自心包动脉和膈肌动脉[1]。膈肌的上界平对乳头连线或乳房下皱裂。在创伤分类中,膈肌是胸腔和腹腔分界的标志。在穿透性创伤分类中,若膈肌线出现缺口,则意味着胸腔、腹腔脏器及膈肌存在潜在损伤。

辅助吸气肌

吸气运动还可以通过胸锁乳突肌抬高胸骨、斜角肌上提上位肋骨来辅助完成。其他对吸气运动有辅助功能的肌肉包括胸大肌、胸小肌、前锯肌和颈髂肋肌。

辅助呼气肌

呼吸时,上后锯肌经由肋骨上缘连接项韧带,通过上提第 2~5 肋来辅助呼气。与其相对应的下后锯肌,起源于胸腰椎的棘突,与第 9~12 肋的后下部分相连,呼气运动时协助排出胸腔内的气体(图 2.5)。以上两种肌肉均由肋间动脉和肋间神经支配。

背阔肌在背部占据了较大的面积,其起源于髂骨和骶骨,与胸腰椎棘突及第 8~12 肋相连。部分背阔肌附着于肱骨,协助手臂的内收和内旋运动,主要由胸背动脉和胸背神经所支配。

腹直肌、腹外斜肌、腹内斜肌和腹横肌是腹部肌肉的组成部分,它们也

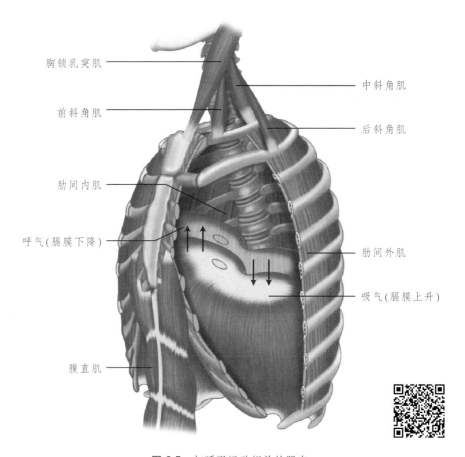

图 2.5　与呼吸运动相关的肌肉。

是呼吸运动的辅助呼吸肌[2,7-9]。

神经

每一层肋间肌群都是由第 1~11 脊神经的主要腹侧支支配的，其被称为肋间神经。第 1~3 肋间神经亦参与上肢的神经支配,第 4~11 肋间神经支配胸壁和肋间肌,其中第 7~11 肋间神经还参与腹部、膈肌、胸膜和腹膜的感觉神经支配,第 12 胸神经被单独划分为肋下神经(图 2.6)。肋间神经的穿支支配胸部的软组织和皮肤,外伤或外科手术可能会损伤穿行胸壁的神经分支。

胸长神经起源于第 5 颈神经、第 6 颈神经(有时为第 7 颈神经)前支,并沿着后腋窝向下延伸至臂丛和腋窝血管, 继续延伸至背阔肌后表面,并止于其终点, 即前锯肌的前表面。胸长神经损伤导致的临床畸形被称为翼状肩[6]。

胸背神经也在腋窝后壁走行。在起点处,胸背神经走行于动脉后方,然后随着动脉下行至胸部,然后走行于胸背动脉的前方。

肋间臂神经在腋窝手术中容易受到损伤。其自腋中线第 2 肋间隙穿过前锯肌,进入腋窝皮下组织。肋间臂神经损伤可导致腋窝和手臂内侧麻木。

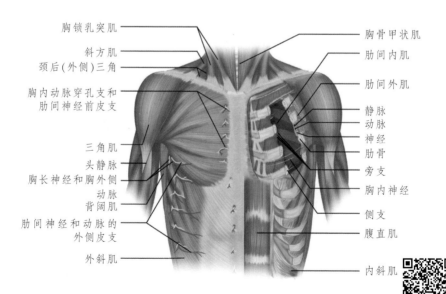

图 2.6　胸前壁的神经及组织。

胸内侧神经位于腋动脉的后内侧,其起源于臂丛内侧束,向胸部下方走行,最终止于动脉前方。胸外侧神经在腋动脉前方走行,与胸内侧神经的部分神经共同包绕动脉,形成所谓的胸袢[1]。

胸壁血管系统

锁骨下血管发出乳内血管,并沿着胸骨两侧走行。这些血管(第 1、2 支)又被细分为肋间动、静脉,在各自所属肋骨下缘的肋沟内横向走行。乳内血管末端分支汇入腹壁上血管和肌膈动、静脉。

胸上动脉是腋动脉的一个分支,沿着胸小肌上缘走行,为肋间肌的上半部及前锯肌的上半部供血。胸肩峰动脉干发自腋动脉,并分成胸支、肩峰支、三角肌支及锁骨支等分支。

胸外侧动脉与胸长神经并行,为胸肌、腋窝和肩胛下肌供血。胸背动脉与胸背神经伴行,支配着背阔肌和前锯肌的下半部[7-10]。

综上所述,胸壁的解剖结构与其生理功能高度契合。充分把握胸壁解剖的细节, 可使临床医生在胸壁手术入路及胸部创伤的治疗中更加得心应手。

参考文献

1. Netter FM. The ciba collection of medical illustrations. In: Respiratory system, vol. 7. Ardsley, NY: Ciba-Geigy Corporation; 1979.
2. Miller JI, BRyant A, Deskauriers J. Anatomy and the physiology of the chest wall ad sternum with surgical implications. Pearson's Thoracic and Esophageal Surgery, chapter 98, 1197–1208 Churchill Livingstone, 2008.
3. Mp B, Heller SF, Rivera M. Anatomic considerations for central venous cannulation. Risk Manag Health Policy. 2011;4:27–39. Published online 2011 Apr 13
4. Rusnak-Smith S, Moffat M, Rosen E. Anatomical variations in the scalene triangle: dissection of 10 cadavers. J Orthop Sports Phys Ther. 2001;31(2):70–80.
5. Hussain MA, Aljabri B, Al-Omran M. Vascular thoracic outlet syndrome. Semin Thorac Cardiovasc Surg. 2016;28(1):151–7.
6. Gooding BW, Geoghan JM, Wallace WA, Manning PA. Scapular winging. Shoulder Elbow. 2014;6(1):4–11.
7. Naidu BV, Rajesk PB. Relevant surgical anatomy of the chest wall. Thorac Surg Clin. 2010;20:453–63.
8. Graeber G, Nazim M. The anatomy of the ribs and the sternum and their relationship to chest wall structure and function. Thorac Surg Clin. 2007;17:473–89.
9. Carrier G, Frechette E, Ugalde P, Desauliers J. Correlative anatomy for the sternum, ribs, costovertebral angle, chest wall, muscles and intercostal spaces, thoracic outlet. Thorac Surg Clin. 2007;17:521–8.
10. Westaby S, Odell JA. Cardiothoracic trauma. In: The pathophysiology of chest trauma. New York, NY: Oxford University Press. INC; 1999.

第 3 章

肋骨骨折和肺挫伤的病理生理学

Jeffrey J. Skubic, Barbara U. Okafor, Deepika Nehra

解剖学和生理学

骨性胸廓结构与其功能是紧密相关的。胸壁由骨性结构(肋骨、胸骨和脊椎)和肌肉共同构成,协同完成呼吸功能。详细了解胸壁解剖,有助于我们理解创伤是如何通过影响胸腔结构来影响呼吸功能的。

胸壁解剖

肋骨

胸腔的 12 对肋骨分为真肋和假肋。前 7 对肋骨被认为是真肋,因为它们分别与胸骨和脊椎相连,从而形成了一个完整的环状结构。后 5 对(第8~12 肋)肋骨被认为是假肋,因为它们并没有与胸骨直接相连。在这些假肋中, 第 7~10 肋分别与上一对肋骨的肋软骨相连, 从而间接地与胸骨相连。第11 肋、第 12 肋被称为浮肋。

第 3~10 肋由肋骨头、肋颈和肋体组成,被认为是典型的肋骨。典型的肋骨头(第 10 肋除外)有 2 个关节面,其中一个关节面与同一节段的椎体相连,另一个关节面与上一节段的椎体相连。在肋骨头和肋颈的交界处,有一个结节与椎体的横突相连。肋骨在结节后延伸为肋体,并在肋角处向胸骨方向弯折。肋角是背部深层肌肉附着的外侧界标记。第1~6前肋与胸骨相连,第7~10前肋通过融合的软骨间接地与胸骨相连。第1肋、第2肋与第11肋、第12肋被认为是非典型肋骨。第1肋很宽,弯曲度大,其肋骨头只与第1胸椎相连。第2肋较薄,较第1肋弯曲度稍小,其肋骨头与第1胸椎、第2胸椎形成关节。第11肋、第12肋与对应的椎体形成单一关节,其长度较短,没有肋颈,并且可以自由浮动。

胸骨

胸骨由胸骨柄、胸骨体和剑突组成。锁骨及第1肋、第2肋与胸骨柄相连。胸骨柄与胸骨体连接,形成胸骨角,又称为 Louis 角,胸骨角逐渐骨化并逐步丧失活动度。第2~7肋通过肋软骨与胸骨体相连,胸骨体末端软骨形成剑突。

肌肉

胸壁包含 17 块肌肉,本章对这些附属肌肉不进行系统讨论,主要讨论参与呼吸功能的肌肉。

真正意义上的胸壁肌肉包括后锯肌、肋提肌、肋间肌、肋下肌和胸横肌。后锯肌起源于椎体棘突,并插入上一对肋骨的上缘和下一对肋骨的下缘。这些肌肉曾被认为有助于吸气。但最近的研究表明,它们的主要功能实际上是传递肋骨的本体感觉[译者注:本体感觉是指肌腱、关节等运动器官本身在不同状态(运动或静止)时产生的感觉。因其位置较深,又被称为深部感觉]。肋提肌起源于第7胸椎的横突,并延伸至第11胸椎横突,与肋骨结节和肋角相连,在吸气时抬起肋骨。肋间肌(肋间外肌、肋间内肌及肋间最内肌)位于两根肋骨之间,在呼吸期间维持胸壁刚性和辅助呼吸运动,如在用力呼吸时帮助抬起肋骨。肋间肌从上一对肋骨的内表面延伸到下方一两对肋骨的内表面。胸横肌经胸骨后方延伸到第2~6肋软骨的内表面,与腹横肌相连。其对呼气的影响很小,具有一些本体感受能力。

膈肌是一块半圆形的骨骼肌,将胸腔和腹部分开,由膈神经支配,是主要呼吸肌。辅助呼吸肌包括前锯肌、胸大肌和斜角肌,有时可以帮助抬起肋骨。

呼吸生理

吸气时,膈肌收缩并向下移,在胸腔内产生负压,将空气吸入肺部。同时,辅助呼吸肌收缩,导致肋骨向前方、上方、外侧运动,胸腔容积增加,进一步增加胸腔负压。这样的胸壁运动有助于防止因膈肌收缩产生的负压所导致的矛盾运动。呼气时,膈肌和辅助呼吸肌放松,胸腔容积减少,胸腔压力增加,通过肺的弹性回缩排出空气。胸骨柄是固定的,不随呼吸运动。呼吸时,上肋骨(第1~7肋)和胸骨体同时前后运动,称为泵柄运动。下肋骨随着呼吸向上、向外侧抬起,称为桶柄运动。

病理生理学

肋骨骨折

肋骨骨折是钝性伤患者最常见的骨折,占所有钝性伤的10%~40%[1]。绝大多数肋骨骨折是由机动车事故、跌倒和高处坠落导致的。在钝性伤患者中,肋骨骨折的发生率随着年龄的增长而增加,儿童(≤18岁)的发生率为25%,成人(19~64岁)的发生率为50%,而老年人(≥65岁)的发生率可达65%[1]。许多研究发现,无论其是否与肺部原因有关,肋骨骨折的数量都与患者的死亡率直接相关。而且,不论在哪个年龄段,超过6根肋骨骨折都会明显增加死亡率[1,2]。

肋骨骨折会破坏胸廓的特定结构,从而影响呼吸功能。肋骨骨折也是判断受伤严重程度的一个标志。呼吸时,肋骨骨折引起的疼痛会导致咳痰受限,不能有效清除呼吸道分泌物,从而引起肺炎,同时提示患者可能存在其他潜在的伤情。面对第1肋骨折时尤其需要引起重视,因为第1肋断裂往往需要很高的动能。虽然孤立的、不伴有移位的第1肋骨折引起血管损伤的概率只有3%;但是,如果患者同时伴有头部、胸部、腹部或长骨损伤,第1肋骨折引起血管损伤的概率将增加到24%[3]。如果第1肋骨折向后方移位,有可能会影响锁骨下沟内的结构。因此,当患者出现臂丛损伤的症状或胸片有异常表现(纵隔增宽、肺尖处阴影、血胸、气管偏离中线、左主支气管受压、气管旁纹理增粗、主肺动脉窗消失或主动脉轮廓异常)时,需要排除锁骨下动脉或主动脉损伤。第 2 肋骨折患者也可能存在潜在的神经血管损伤，应采用类似的处理措施[4]。第 4~9 肋骨折可能导致心脏、肺脏、气管的潜在损伤。既往认为，腹部实体器官损伤与第 10~12 肋骨折有一定相关性，但最近的一项研究证实，第 5~12 肋骨折都有可能提示患者存在腹部实体器官损伤[5]。此外，肋骨骨折不仅与胸部损伤有关，还与胸廓以外的损伤有关。

连枷胸

胸片显示 3 根或以上相邻肋骨出现两处及以上骨折时，被称为连枷胸。如上所述，吸气时膈肌收缩，胸壁随着辅助呼吸肌收缩而扩张，这些辅助呼吸肌的收缩可使胸壁抵抗吸气时膈肌收缩所产生的负压。当出现连枷胸时，骨性胸廓的一部分有可能在呼吸时出现矛盾运动，导致反常呼吸。这种矛盾运动被称为临床连枷胸，最常见于前、外侧肋骨骨折。胸壁的矛盾运动可导致严重的呼吸窘迫。通过对 3500 例来自美国国家创伤数据库（NTDB）的被诊断为连枷胸的钝性伤患者进行回顾性研究发现，正如预期的那样，大多数创伤都与机动车碰撞或患者跌倒有关，超过一半的患者合并肺挫伤，这也从侧面反映了连枷胸是在胸壁吸收钝性伤的动能后出现的。80% 的连枷胸患者需要进入重症监护病房，近 60% 的患者需要机械通气。肺部感染和急性呼吸窘迫综合征（ARDS）的发病率分别为 21% 和 14%，机械通气是导致其发生的原因之一。连枷胸患者的总体死亡率为 11%，如果伴随颅脑损伤，死亡率将增加至 40%[6]。当影像学检查提示患者存在连枷胸时，医生应警惕钝性伤的强大动能导致患者可能合并肺挫伤和其他潜在损伤。临床上，对于连枷胸患者，尤其要关注其可能会出现呼吸窘迫的情况。

肺挫伤

有关肺挫伤的研究开始于第一次世界大战期间。人们发现，爆炸点附近的很多士兵在几乎没有外部创伤迹象的情况下死亡。通过近 4 年的尸检和研究，战地外科医生认为，导致这些战士死亡的原因为肺挫伤[7]。20 世纪 70 年代，通过对肺挫伤狗的动物模型进行研究，人们将肺挫伤的病理生理学改变具体描述为"血液和血浆"充满肺泡，导致肺顺应性下降和分流增加[8]。如今,肺挫伤被认为是钝性胸外伤中最常见的损伤。50%的连枷胸患者合并肺挫伤。典型的肺挫伤的发生率在受伤后第 3 天达到高峰,并在 1 周内好转。在动物模型中可观察肺挫伤的演变过程,在发生钝性伤后的 24 小时内,即可出现肺泡出血、肺不张和肺实变等肺部变化[7]。最近在肺挫伤猪和小鼠的动物模型中观察到,单侧肺发生损伤后,对侧肺可出现迟发性病理改变,循环细胞因子标志物检测结果也提示,单侧肺损伤可引起全身性炎症反应和免疫反应[9]。

影响肺挫伤的因素很复杂,概括起来可以将其分为 3 类:①受损肺组织的改变;②受损肺组织及未直接受损肺组织的改变;③全身改变。受损肺组织的肺泡出血,顺应性降低,导致分流和低氧血症,同时肺血管阻力增加,导致肺总体血灌注减少。受损肺组织和部分未受损肺组织(包含对侧肺组织)的肺泡间隔增厚,肺实质空泡化,肺实质内毛细血管延迟性渗出,中性粒细胞迁移增加。图 3.1 为胸部严重钝性伤后并发肺挫伤的 CT 表现。肺挫伤引起的全身改变表现为补体终末复合物、肿瘤坏死因子、白细胞介素-6增加,同时补体减少,腹膜细胞、脾巨噬细胞和脾淋巴细胞减少[7]。

在没有心脏挫伤的情况下,肺挫伤也会引起继发性心肌损害。一项对猪进行的动物实验表明,当存在单纯肺挫伤时,心肌收缩力降低,右心室后负荷增加[10]。作者建议,测量中心静脉压(CVP)以评估存在肺挫伤时心

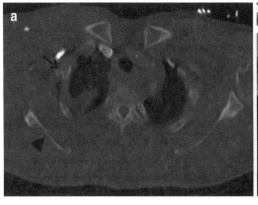
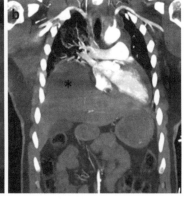

图 3.1　胸部轴位(a)和冠状位(b)CT 显示明显钝性伤后的表现,可见多发性肋骨骨折(黑色箭头所示)、右肩胛骨骨折(黑色三角箭头所示),以及伴随的肺挫伤、皮下气肿、右膈破裂后肝脏疝入右侧胸腔。

脏前负荷,因为动物实验发现,肺毛细血管楔压(PCWP)会低估左心室舒张末期压。他们发现,即使胸膜腔的完整性被破坏,应用 CVP 仍然能够较好地评估心脏前负荷(在建立肺挫伤模型后立即插入胸管)。

气胸

早在公元前 5 世纪,希腊医生就首次描述了气胸。1803 年,法国医生 Itard 首次提出"气胸"这个术语。据估计,大约 15%的钝性伤患者会发生气胸,但在合并两根或两根以上肋骨骨折的患者中,气胸的发生率高达 80%。

气胸是指胸腔内(如脏层胸膜和壁层胸膜之间)存在气体。图 3.2 的胸片和图 3.3 的胸部 CT 图像显示肋骨骨折患者合并气胸。胸膜腔内存在气体表明胸膜腔与外界相通 (开放性胸部创伤),或胸腔内包含气体的结构 (如肺泡或支气管)发生破裂,并与胸膜腔相通。肋骨骨折可引起肺的撕裂伤,导致肺泡腔与胸膜腔相通。理论上,胸部突然受到压迫,引起胸腔内压力瞬间增加,导致肺泡破裂;当胸膜完整时,可引起纵隔气肿,被称为 Macklin 效应。一旦出现破口,含气结构与胸膜腔相通,空气就会沿破口进

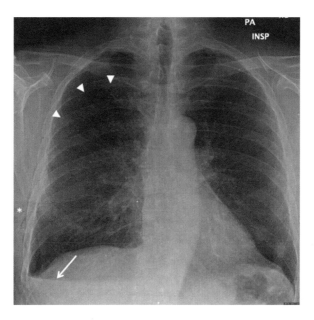

图 3.2 血气胸患者的胸片,可见气胸(白色三角箭头标记肺缘)和气-液平面(白色箭头所示)。该患者存在右侧多根肋骨骨折,在 X 线片上显示较差,胸部 CT 效果较好。

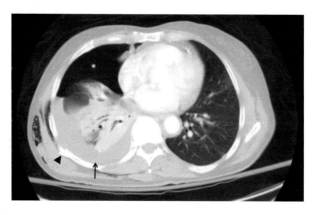

图 3.3　胸部轴位 CT 图像，患者为钝性外伤导致右侧多根肋骨骨折 (黑色三角箭头所示)伴气胸(白色星标所示)、血胸(黑色箭头所示)、肺挫伤(黑色星标所示)。右侧胸壁软组织的皮下气肿也很明显。

入胸膜腔，直到破口关闭或者两侧压力平衡。

　　当发生气胸时,胸膜腔压力升高,导致纵隔向健侧移位,心脏回流受限和心血管移位,这种情况被称为张力性气胸。这是由于发生张力性气胸时形成了一个单向阀,允许空气进入胸膜腔而不能排出。张力性气胸是一种临床诊断,而非影像学诊断,表现为患侧呼吸音降低,颈部静脉怒张,气管向对侧偏移,以及低血压。皮下气肿有可能提示存在潜在的气道损伤。

血胸

　　很多胸部外伤患者均伴有血胸[12]。对于所有创伤性气胸患者,应该考虑其是否合并血胸,因为临床上很多怀疑为气胸的患者实际上发生了血气胸。图 3.2 为创伤性血气胸患者的胸片,图 3.3 为创伤性血气胸患者的 CT 图像。若肋骨骨折损伤肋间血管、肌间血管、肺血管或肺实质等血管组织,可能导致胸腔内出血,从而引起血胸。大多数血胸患者在入院时即可被诊断出来,但有报道指出,1/3 的血胸病例为迟发性血胸,患者可能在受伤后几天出现呼吸系统症状或者胸部疼痛。

特殊注意事项

老年患者

　　研究发现,跌倒和交通事故是导致老年人(≥65 岁)发生肋骨骨折最常见的病因,尤其是跌倒导致老年人发生肋骨骨折的比例越来越高[13]。如前所述,老年钝性伤患者的肋骨骨折发生率高于年轻患者,值得重视的是,将受伤程度和并发症进行匹配后发现,老年患者的预后更差[14,15]。老年患者的肋骨骨折发生率较高,其原因是老年患者骨密度低,肋软骨骨化,导致胸壁更脆弱,顺应性下降。此外,老年肋骨骨折患者的胸部相关损伤发生率更高,近 70% 的老年患者合并下列至少一种情况:肺挫伤、感染、需要机械通气、血胸或气胸[16]。

儿童患者

　　只有 5% 的儿童创伤患者存在胸部创伤,但在这个年龄组中,与胸部创伤相关的死亡率高达 20%[17],如果合并肋骨骨折,死亡率会进一步增加。交通事故是儿童胸部创伤最常见的原因,其中,被机动车撞倒的儿童病例占绝大多数[17]。儿童的肋骨韧性、顺应性较好,钝性伤引起肋骨骨折的比例相对较小。这也意味着,如果儿童患者出现肋骨骨折,往往提示其胸部承受了更大的高能冲击,所以胸部和胸外损伤非常常见[2,17]。当儿童肋骨骨折患者合并肺挫伤时,肺挫伤的范围更大,其程度也更加严重。此外,对于儿童钝性伤患者,即使没有出现肋骨骨折,也应考虑其是否存在潜在的内脏损伤。儿童胸壁的韧性较好,往往需要较大的动能才会导致肋骨骨折,因此,即使只是单根肋骨骨折,也应该考虑存在潜在内脏损伤的可能。此外,即使没有出现感染等情况,儿童肋骨骨折患者的死亡率也随着肋骨骨折数量的增加而呈线性增加[18]。

参考文献

1. Sharma OP, Oswanski MF, Jolly S, Lauer SK, Dressel R, Stombaugh HA. Perils of rib fractures. Am Surg. 2008;74(4):310–4.
2. Majercik S, Pieracci FM. Chest wall trauma. Thorac Surg Clin. 2017;27(2):113–21.
3. Gupta A, Jamshidi M, Rubin JR. Traumatic first rib fracture: is angiography necessary? A review of 730 cases. Cardiovasc Surg. 1997;5(1):48–53.
4. Livoni JP, Barcia TC. Fracture of the first and second rib: incidence of vascular injury relative to type of fracture. Radiology. 1982;145(1):31–3.
5. Rostas JW, Lively TB, Brevard SB, Simmons JD, Frotan MA, Gonzalez RP. Rib fractures and their association with solid organ injury: higher rib fractures have greater significance for solid organ injury screening. Am J Surg. 2017;213(4):791–7.
6. Dehghan N, de Mestral C, McKee MD, Schemitsch EH, Nathens A. Flail chest injuries: a review of outcomes and treatment practices from the national trauma data bank. J Trauma Acute Care Surg. 2014;76(2):462–8.
7. Simon B, Ebert J, Bokhari F, et al. Management of pulmonary contusion and flail chest: an eastern Association for the Surgery of trauma practice management guideline. J Trauma Acute Care Surg. 2012;73(5 Suppl 4):S351–61.
8. Oppenheimer L, Craven KD, Forkert L, Wood LD. Pathophysiology of pulmonary contusion in dogs. J Appl Physiol Respir Environ Exerc Physiol. 1979;47(4):718–28.
9. Davis KA, Fabian TC, Croce MA, Proctor KG. Prostanoids: early mediators in the secondary injury that develops after unilateral pulmonary contusion. J Trauma. 1999;46(5):824–31. discussion 831-822
10. Moomey CB Jr, Fabian TC, Croce MA, Melton SM, Proctor KG. Determinants of myocardial performance after blunt chest trauma. J Trauma. 1998;45(6):988–96.
11. Liman ST, Kuzucu A, Tastepe AI, Ulasan GN, Topcu S. Chest injury due to blunt trauma. Eur J Cardiothorac Surg. 2003;23(3):374–8.
12. MacLeod JB, Ustin JS, Kim JT, Lewis F, Rozycki GS, Feliciano DV. The epidemiology of traumatic hemothorax in a level I trauma center: case for early video-assisted thoracoscopic surgery. Eur J Trauma Emerg Surg. 2010;36(3):240–6.
13. Earl-Royal E, Shofer F, Ruggieri D, Frasso R, Holena D. Variation of blunt traumatic injury with age in older adults: statewide analysis 2011–14. West J Emerg Med. 2016;17(6):702–8.
14. Shulzhenko NO, Zens TJ, Beems MV, et al. Number of rib fractures thresholds independently predict worse outcomes in older patients with blunt trauma. Surgery. 2017;161(4):1083–9.
15. Flagel BT, Luchette FA, Reed RL, et al. Half-a-dozen ribs: the breakpoint for mortality. Surgery. 2005;138(4):717–23. discussion 723-715
16. Sirmali M, Turut H, Topcu S, et al. A comprehensive analysis of traumatic rib fractures: morbidity, mortality and management. Eur J Cardiothorac Surg. 2003;24(1):133–8.
17. Skinner DL, den Hollander D, Laing GL, Rodseth RN, Muckart DJ. Severe blunt thoracic trauma: differences between adults and children in a level I trauma Centre. S Afr Med J. 2015;105(1):47–51.
18. Rosenberg G, Bryant AK, Davis KA, Schuster KM. No breakpoint for mortality in pediatric rib fractures. J Trauma Acute Care Surg. 2016;80(3):427–32.

第 4 章

钝性胸外伤和肋骨骨折评分系统

Fredric M. Pieracci

　　创伤模式评分系统是一种通用系统,能够让医生之间与医患之间就疾病的预后判断、治疗方式选择、健康教育及研究等方面进行交流。建立评分系统的目的是通过分级的方法将一系列特定损伤所包含的大量可变因素组合起来,以便根据患者发生并发症的风险进行分类,并通过对这些分组人群进行研究,提出新的治疗方案,其目的是确定治疗的最佳目标人群。

　　制订胸壁创伤评分系统存在一些特殊的挑战,包括缺乏通用的描述损伤的术语,过度依赖放射学参数,未纳入长期生活质量的结果,以及目前的评分系统缺乏大样本、不同患者群体的验证。然而,尽管存在上述局限,一些有效的评分系统仍然可以用于指导临床医生进行早期风险分层和资源分配。

评分系统的一般特性

　　理想的诊断试验应该能够对结果进行完美的预测。当检测结果提示阳性时,实际结果也是阳性,而当检测结果提示阴性时,实际结果也是阴性。这个概念可以用 4 个基本参数来量化:敏感性、特异性、阳性预测值和阴性预测值(表 4.1)。敏感性是指真阳性患者占检测结果为阳性患者的比例,即真阳性率。高敏感性能将假阴性的比例降到最低,临床上主要用于确定某

表 4.1   四个基本参数的 2×2 表

	实际结果阳性	实际结果阴性
检测结果阳性	真阳性(TP)	假阳性(FP)
检测结果阴性	假阴性(FN)	真阴性(TN)

敏感性=TP/(TP+FN);特异性=TN/(TN+FP);阳性预测值=TP/(TP+FP);阴性预测值=TN/(TN+FP)。

种情况。而特异性是指真阴性患者占检测结果为阴性患者的比例,即真阴性率。高特异性能将假阳性的比例降到最低,临床上主要用于排除某种情况。不管是敏感性还是特异性,都与发生率没有关系。通常认为,敏感性或特异性>80%是有意义的。对敏感性和特异性进行限定是为了能够比较准确地预测结果,以便将其应用于临床。

一个更实用的预测参数是检测呈阳性的患者最终发展为阳性结果的比例,即阳性预测值(PPV)。与其对应的是阴性预测值(NPV),即检测呈阴性的患者最终未出现阳性结果的比例。例如,假设肋骨骨折患者诱发性肺活量<1L 与肺炎之间有相关关系。如果敏感性是 85%,则意味着在发展为肺炎的患者中,85%的患者入院时的诱发性肺活量<1L。但这一信息对于临床的作用微乎其微,因为我们在患者入院时并不知道谁最终会出现肺炎。相比之下,85%的阳性预测值更为实用,当肋骨骨折患者入院时的诱发性肺活量<1L 时,则有 85%的概率会出现肺炎。更为重要的是,阳性预测值和阴性预测值与潜在结果的发生率有关。

预测模型可以是分类的,也可以是连续的。此外,分类模型可以是二元的,也可以是多层的。上述例子中,入院时的诱发性肺活量<1L 是二元的,其结果要么是,要么不是。而实际上,诱发性肺活量也可以是一个连续的变量。如果我们将诱发性肺活量分为"差""合格""好",它就变成了一个三层、有序的分类变量。

大多数预测模型是以有序或连续的变量来分类的。因此,这些模型包含多个预测结果的阈值,以构成不同分组。例如,将年龄作为连续变量,用于预测肋骨骨折患者行气管切开术的概率。可以按照年龄进行分组(如年龄>20 岁、年龄>21 岁等)。通过计算各组中行气管切开术患者的敏感性、1−特异性,可以生成一条曲线,即受试者操作特性曲线(ROC),可实现测试模型预测能力的可视化和数学化(图4.1)。敏感性/(1－特异性)的比值被称为似然比(LR)。当似然比=1时,表明该试验不能为临床特征提供更多的信息。

ROC曲线下面积(AUC)是检验总体预测能力的标准统计学表达。AUC为0.5~1.0,0.5为等概率,没有预测价值,而1.0是最理想的预测。一般来说,AUC在0.7~0.8为预测能力中等,在0.8~0.9为预测能力良好,在0.9~0.99为预测能力优秀。最后,ROC曲线和机会线之间的最大距离点被称为约登指数,可以反推出诊断试验的最佳阈值。计算方法为:敏感性+特异性－1。

胸壁评分系统的理想特征

为设计出一个最佳的胸壁创伤评分系统,需要仔细考虑预测变量和结果变量。选择纳入模型的预测变量时必须进行评估,不仅要评估其与结果的关联性,还要评估总体发病率、易于理解(提取)、客观性及观察者间的可靠性。以“骨折断端移位程度”这个变量为例,尽管这个变量对于预测不良

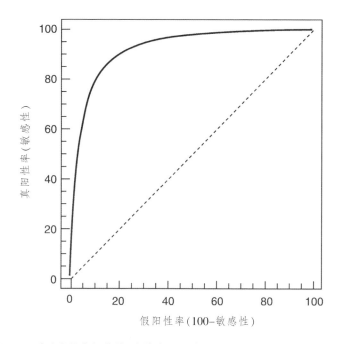

图4.1 受试者的特征曲线,虚线表示没有预测能力(曲线下面积=0.50)。

预后非常重要，但是目前来说其过于主观。如何测量？由谁测量？何时测量？是不是所有骨折部位断端移位的权重都一致？同样的问题也会出现在"3处以上骨折伴双皮质移位"这个变量上。再举第二个例子，如开放性肋骨骨折，尽管开放性肋骨骨折的并发症发生率与死亡率高度相关，但是由于其发生率非常低，将其纳入通用评分系统并不能提供有意义的贡献。在实践中，需要在容易获取的参数和预测能力之间寻求一种平衡。例如，肋骨骨折数量是一个容易获取、差异性比较少的参数，但是由于其过于简单，无法体现肋骨骨折在骨折部位、移位程度及是否存在连枷胸等方面的差异。更重要的是，它没有阐述创伤的临床表型，而事实上，肋骨骨折数量不同的患者的临床表现可能存在很大差异。

对于结果变量的选择，也需要仔细考虑。虽然死亡率是一个体现严重并发症的结果变量，但是胸外伤患者的死亡率并不高。在我们最近发表的有关手术内固定时机的多中心分析中，死亡率<1/500[1]。使用死亡率这种粗略的结果变量可能会造成治疗成功的错觉。试想一下，如果一例患者在发生胸壁创伤后幸存，但是留下了永久性残疾，需要依靠呼吸机生活，不能重新工作或进行任何受伤前的运动，我们能判定这是治疗成功吗？因此，在肋骨骨折患者的治疗过程中，一个主要的挑战就是将患者的长期生活质量纳入评分系统。

当设计评分系统时，需要考虑的最终质量是统计质量。大多数应用于创伤患者的评分系统是线性的，每个预测变量的权重是一致的。例如，钝性肺挫伤18评分系统[2]，从无挫伤（0分）到轻度挫伤（1分）的增量与从中度挫伤（2分）到重度挫伤（3分）的增量是相同的。但实际上，它们之间并不一定是线性关系。在设计一个更符合真实情况的评分系统时，必须同时考虑到非线性关系和加权情况。在建模过程中，积极寻求与生物统计学家的合作非常必要。

当前，制订一个通用的胸壁损伤分级系统最主要的问题是缺乏一个统一的分类标准。即使对于连枷胸、骨折移位和侧肋骨折等常用术语，目前各方的解释仍然存在较大的差异。美国创伤外科协会、美国胸壁创伤学会和AO胸科专家组正在联合协作，着力于建立一套有关胸部创伤的标准化术语。

现有的胸壁创伤评分系统

一些参数并没有被纳入正式的评分系统,但是已经被用于预测胸部创伤患者预后,这些参数包括肋骨骨折数量[3,4]、移位的肋骨骨折数量[5]、诱发肺活量[6]、肺活量[7]、年龄[8]和肺挫伤程度[2]。下文的讨论局限于至少包括以上两个变量,且已被验证的评分系统。表4.2汇总了包含上述参数的评分系统。

胸壁器官创伤量表

胸壁器官创伤量表(表4.3)是最古老、最常用的胸壁创伤分类系统,是由美国创伤外科协会提出的[9]。它类似于其他实体器官的分级量表,将创伤等级分为Ⅰ~Ⅴ级,将创伤类型分为撕裂伤、挫伤和骨折。此外,它还是目前最全面的评分系统,包括胸壁相关骨质结构,如胸骨、锁骨和肩胛骨。其他变量包括肋骨骨折数量(以3根肋骨骨折为分界点),有无连枷胸,以及是否存在双侧肋骨骨折等。该评分系统还包含是否有软组织损伤及其损伤程度。

表 4.2　现有胸壁创伤评分系统的对比

	OIS 胸部创伤评分	RFS	CTS	肋骨创伤评分
肋骨骨折变量				
肋骨骨折数量	●	●	●	●
连枷胸	●			●
双侧骨折	●	●	●	●
移位程度				●
骨折部位				●
第 1 肋骨折				●
非肋骨骨折变量				
年龄	●	●	●	
肺挫伤	●		●	
锁骨/肩胛骨/胸骨骨折	●			

(From Chapman BC, et al. RibScore: A novel radiographic score based on fracture pattern that predicts pneumonia, respiratory failure, and tracheostomy. J Trauma Acute Care Surg. 2016; 80(1): 95-101, with permission)

表 4.3　胸壁器官创伤量表

分级	创伤类型	创伤描述
Ⅰ	挫伤	任何大小
	撕裂伤	皮肤和皮下组织
	骨折	肋骨:<3 根,闭合性
		锁骨:无移位,闭合性
Ⅱ	撕裂伤	皮肤、皮下组织和肌肉
	骨折	骨折:≥3 根相邻肋骨,闭合性
		锁骨:开放性或移位
		胸骨:闭合性
		肩胛骨:躯干,开放性或闭合性
Ⅲ	撕裂伤	全层撕裂,包括胸膜穿透
	骨折	肋骨骨折:单侧连枷胸(<3 根肋骨)
		胸骨:开放性、移位或浮动
Ⅳ	撕裂伤	胸壁组织裂伤伴下方肋骨骨折
	骨折	肋骨骨折:双侧连枷胸(双侧均≥3 根肋骨)

　　尽管胸壁器官创伤量表经常被引用,但它并没有得到广泛的验证。通过对本创伤中心收治的 385 例肋骨骨折患者进行验证发现,该量表预测呼吸衰竭、肺炎和气管切开术的 ROC AUC 分别为 0.61、0.60 和 0.66,提示其预测能力较差[10]。

　　尽管胸壁器官创伤量表能够提供对胸壁创伤的整体评估,包括相邻骨骼和软组织,但其缺乏特定肋骨骨折类型及其与肺生理学之间关系的详细信息。此外,个体分级还包含复合创伤,使得组间情况变得更加复杂。例如,Ⅱ级创伤可能包含有移位的锁骨骨折、3 根或以上相邻肋骨骨折、开放性肩胛骨骨折,或者三者之间的任何组合。因此,在研究肋骨骨折患者的干预措施时,应用此表对患者进行分组的作用有限。

肋骨骨折评分

　　肋骨骨折评分是最直接的评分系统,只涉及 3 个变量:骨折数量、患者年龄和是否有双侧肋骨骨折[11]。计算公式为(骨折数量×单侧/双侧)+年龄因素(50~60 岁=1 分,61~70 岁=2 分,71~80 岁=3 分,>80 岁=4 分)。该评分系统的主要优势是可应用于高龄肋骨骨折患者。可以直接从国家大型数据库中获取肋骨骨折评分是该评分系统的另一个优势,如美国国家创伤数据库。然而，后续验证发现，此评分系统对胸壁损伤的解释能力较差[10,12]。最主要的原因是该评分缺少患者骨折类型的信息，缺少患者的特征描述及相关的生理学变量。

胸部创伤评分

胸部创伤评分包括 4 个参数：患者年龄(1~3 分)、肺挫伤(0~3 分)、肋骨骨折数量(1~3 分)、双侧骨折(2 分)。评分范围为 1~11 分。该评分系统是由 Pressley 等[13]基于单中心 649 例患者提出的，后续经过了另一个中心纳入 1361 例患者的研究验证[14]。与其他评分系统不同的是，该评分系统的统计学模型赋予变量不同权重。例如，出现双侧肋骨骨折赋值为 2 分，而不是 1 分。

最初的研究发现，当评分达到 4~7 分，不同患者的死亡率、ICU 住院率、机械通气比例以及住院时间存在显著差异，但没有提及 ROC AUC。在另一项包含 1361 例患者的研究中，应用该评分系统也观察到了类似的结果，而且观察到了肺部感染发生率和气管切开比例的差异。同样，该验证研究也没有报道 ROC AUC。然而，我们验证此评分系统时，ROC AUC 为 0.65，提示该评分系统与胸壁器官创伤评分系统和肋骨骨折评分系统并没有实质差异。

肋骨评分

我们开发肋骨评分的目的是建立一个完全基于放射学的评分系统[10]。提出这个评分系统的原因是，在大量转运至我们中心的患者中，我们能够真正准确获取的是 CT 信息，而不是通过电话沟通获取的具有主观性或者不完整的临床信息。我们尤其重视这个评分系统能否预测肋骨骨折是否需要进行外科干预，从而根据预测结果将患者转运至当地在相关专业技术领域有优势的中心。

我们根据文献和与疾病严重程度相关的证据，选择了 6 个放射学变量：≥6 处骨折、≥3 处骨折伴有双皮质移位、影像学检查显示连枷胸、每个解剖区域(以腋前线和腋后线为标志线，划分为前、侧、后三个区域)至少有 1 处骨折、第 1 肋骨折、双侧肋骨骨折。在 6 个参数中，每存在 1 个参数为 1 分，总分为 0~6 分。

本中心对 385 例肋骨骨折患者样本进行验证,这 6 个参数都与呼吸衰竭的发生率、肺部感染的发生率及气管切开比例显著相关。中位肋骨评分为 1 分,范围为 0~5 分。上述三个参数的 ROC AUC 下面积分别为 0.69、0.71、0.75,提示其具有良好的预测能力。如果将样本限定为单纯肋骨骨折时,ROC AUC 可以进一步提高到 0.75~0.85。

目前,记录肋骨评分已成为我们中心肋骨骨折管理的标准操作程序。到重症监护病房查房时,需要同时汇报该评分和其他生命体征。肋骨评分最明显的优势就在于该评分所需信息均能够从入院的胸部 CT 图像上获取。此外,在目前肋骨骨折的评分系统中,肋骨评分包括了关于骨折类型最详细的信息,包括发生骨折的解剖部位和骨折移位程度。然而,因为它不包含生理方面的信息,所以其他放射学表现不能被纳入该评分系统。此外,该评分系统赋予每个变量相同的权重,而在现实当中,任何一个变量与肺部感染发生风险之间的关系都不可能是一样的。

临床肋骨评分

近期,Manay 等提出了一个完全基于临床信息的评分系统,通过前瞻性研究从 139 例患者的体格检查结果中选取了 8 个参数[15]。与肋骨评分完全基于影像学信息不同,该评分完全基于临床信息。

在临床肋骨评分系统中,每个变量权重的设置都是基于与死亡率的相关程度,并通过似然比(LR)来表示(似然比为 1~2 计 1 分,2~3 计 2 分,>3 计 3 分)。确定的变量根据似然比降序排列,依次为反常呼吸、呼吸深度增加、叩诊浊音、肋骨有骨擦感、呼吸急促、胸壁压痛、皮下气肿。

尽管该评分系统仍需要经过更大样本量研究的验证,但它与既往的评分系统有着显著不同。它是前瞻性的,并且依据统计学模型对变量权重进行赋值,这些变量都是临床变量。纳入临床变量尤其令人感到鼓舞,因为以往很少有肋骨评分系统包含临床变量。

展望

完善胸壁创伤评分系统需要完成两个主要任务。首先,建立并验证胸壁创伤的通用术语。事实上,一个评分系统的有效性依赖于用于计算的参数的设定。目前,多个国家和国际组织正在制订标准化的命名方法。例如,美国胸壁创伤协会应用德菲尔法[16]，其就之前的一些主观定义达成了专家共识，如连枷胸、侧肋骨折和移位等。虽然目前尚未提出一个完善的定义，但我们的目标是将命名系统纳入临床和研究实践中，以便后续制订出创伤严重程度评分系统。胸壁创伤协会的命名系统预计于 2018 年夏季被推出。

一旦针对标准化的命名法达成一致，下一个任务就是使用它来创建一个通用的评分系统。可以将前文提到的评分系统整合成一个系统。最好是通过对不同参数进行加权来建立统计模型，并且要包含与不良预后的关联强度。

在实践中，可能需要两种类型的通用评分系统来描述胸壁创伤。第一个评分系统主要考虑的是解剖学因素，如当前应用的胸壁创伤评分系统和肋骨评分系统。解剖学评分对于追踪胸部创伤的整体流行病学是最有用的。第二个系统涉及人口统计学和生理学参数，重点强调病理学表现，因为其对应的是并发症的发生情况。这个临床评分系统可能在确定哪些患者最有可能从某种特定的治疗方式中获益（例如，局部麻醉等）方面最有用。

制订评分系统的一个重要任务就是通过应用评分系统来确定哪些肋骨骨折患者在外科手术治疗中获益最大。目前，尽管大多数证据[17]和专家意见[18,19]认为手术内固定的主要获益人群为连枷胸患者，但是也会在一些其他情况下进行外科内固定手术[20]。应用一个包含详细的、非连枷胸骨折信息的评分系统，将有助于进一步明确可以从内固定手术中获益的亚组人群。

最后，除了死亡率和呼吸衰竭发生率以外，评分系统的制订还应尽量纳入一些其他的结果参数。例如，Bugaev 等发现，肋骨骨折移位程度能够用于预测阿片类药物需求量[21]。随着肋骨骨折患者的死亡率持续下降，我们应该将肋骨骨折治疗的重点转移到对生活质量的关注上来。

结论

胸壁创伤应被视为一组特殊的病理生理改变，需要使用专门的评分系统。评分系统对于规范交流、选择治疗策略和开展研究是非常重要的。对于肋骨骨折，医生之间的交流模式、理念是需要改变的，对于肋骨骨折的描述，要从普通的、模糊的描述，转变为结构化的、详细的描述。针对胸壁创伤的评分系统应该与其他成功实施的创伤评分系统同步，如实体器官钝性伤和脑血管损伤等。目前的胸壁创伤评分系统由于缺乏细节和验证而受到限制。尽管如此，我们仍然应该继续使用，因为其代表的是一种结构化的信息呈现方法。我们应该牢记，不管使用何种评分系统，医务工作者都应该采用标准化的评分系统来进行信息沟通，如每天的查房和患者转运。展望未来，在外科治疗快速发展的背景下，以及从关注损伤的急性死亡率转变为重视长期生存率的前提下，迫切需要制订出标准的命名法和评分系统。

参考文献

1. Pieracci FM, Coleman J, Ali-Osman F, et al. A multicenter evaluation of the optimal timing of surgical stabilization of rib fractures. J Trauma Acute Care Surg. 2018 Jan;84(1):1–10.
2. Tyburski JG, et al. Pulmonary contusions: quantifying the lesions on chest X-ray films and the factors affecting prognosis. J Trauma. 1999;46(5):833–8.
3. Bulger EM, et al. Rib fractures in the elderly. J Trauma. 2000;48(5):1040–6. discussion 1046-7
4. Flagel BT, et al. Half-a-dozen ribs: the breakpoint for mortality. Surgery. 2005;138(4):717–23. discussion 723-5
5. Chien CY, et al. The number of displaced rib fractures is more predictive for complications in chest trauma patients. Scand J Trauma Resusc Emerg Med. 2017;25(1):19.
6. Butts CA, et al. Do simple beside lung function tests predict morbidity after rib fractures? Am J Surg. 2017;213(3):473–7.
7. Carver TW, et al. Vital capacity helps predict pulmonary complications after rib fractures. J Trauma Acute Care Surg. 2015;79(3):413–6.
8. Holcomb JB, et al. Morbidity from rib fractures increases after age 45. J Am Coll Surg. 2003;196(4):549–55.
9. Moore EE, et al. Organ injury scaling. III: chest wall, abdominal vascular, ureter, bladder, and urethra. J Trauma. 1992;33(3):337–9.
10. Chapman BC, et al. RibScore: a novel radiographic score based on fracture pattern that predicts pneumonia, respiratory failure, and tracheostomy. J Trauma Acute Care Surg. 2016;80(1):95–101.
11. Easter A. Management of patients with multiple rib fractures. Am J Crit Care. 2001;10(5):320–7. quiz 328-9
12. Maxwell CA, Mion LC, Dietrich MS. Hospitalized injured older adults: clinical utility of a rib fracture scoring system. J Trauma Nurs. 2012;19(3):168–74. quiz 175-6
13. Pressley CM, et al. Predicting outcome of patients with chest wall injury. Am J Surg. 2012;204(6):910–3. discussion 913-4
14. Chen J, et al. A chest trauma scoring system to predict outcomes. Surgery. 2014;156(4):988–93.
15. Manay P, et al. Studying morbidity and predicting mortality in patients with blunt chest trauma using a novel clinical score. J Emerg Trauma Shock. 2017;10(3):128–33.
16. Dalkey NC, Helmer O. An experimental application of the Delphi method to the use of experts. Manag Sci. 1963;9:458–67.
17. Slobogean GP, et al. Surgical fixation vs nonoperative management of flail chest: a meta-analysis. J Am Coll Surg. 2013;216(2):302–11 e1.
18. Pieracci FM, et al. Consensus statement: surgical stabilization of rib fractures rib fracture colloquium clinical practice guidelines. Injury. 2017;48(2):307–21.
19. Kasotakis G, et al. Operative fixation of rib fractures after blunt trauma: a practice management guideline from the eastern Association for the Surgery of trauma. J Trauma Acute Care Surg. 2017;82(3):618–26.

20. Kane E, et al. Quantifying and exploring the recent national increase in surgical stabilization of rib fractures. J Trauma Acute Care Surg. 2017 Dec;83(6):1047–52.
21. Bugaev N, et al. Magnitude of rib fracture displacement predicts opioid requirements. J Trauma Acute Care Surg. 2016;81(4):699–704.

第 **5** 章

肋骨骨折的全程管理

Tashinga Musonza, S. Rob Todd

　　据报道,超过 10%的外伤患者合并肋骨骨折[1]。伴有胸部外伤患者的肋骨骨折率高达 60%。据 Bulger 等报道, 相比 15~64 岁存在类似损伤的患者,65 岁以上伴有两处或两处以上肋骨骨折患者的死亡率更高。在这一人群中,肋骨骨折数量每增加 1 根,死亡率就增加 19%。同样,已经证实,医院获得性肺炎的发生风险高达 29%[2]。最近的研究表明,对于年龄>45 岁且伴有 4 根或以上肋骨骨折的患者, 机械通气天数及住院时间均有所增加,其死亡率也与肋骨骨折数量呈正相关[3,4]。

　　尽管肋骨骨折的发病率和死亡率很高,但其医疗管理手段仍然相对简单。同样的,虽然数据显示,依照临床护理路径或者指南可提高治疗效果、降低死亡率,但这些路径或指南尚未被普遍采用。

初步评估

　　剧烈咳嗽所导致的肋骨骨折并不常见,因此本章将重点关注因创伤而入院治疗的患者[5]。初步评估应依据高级创伤生命支持协议(ATLS)规定的诊断评价和复苏标准进行,优先顺序为气道、呼吸及循环。应根据整体创伤负担及随后的生理学改变来指导患者的管理和处置。患者的受伤机制、所受到的外力及相关并发症均应纳入考虑[6,7]。

　　当与患者初步接触时,应对患者进行一次集中而全面的体格检查。出现胸壁疼痛,血肿或瘀斑,连枷胸,明显的胸部或颈部捻发音均提示患者有可能存在多处肋骨骨折。这其中只有连枷胸是多处肋骨骨折的特异性表现,其他检查具有高度提示作用。

胸部 X 线检查可被用于对创伤患者进行初步的辅助检查。胸部 X 线检查作为一种方便快捷的方法,可早期排除危及生命的胸部损伤,包括开放性气胸、大量血胸和连枷胸,以及可能危及生命的损伤,如胸主动脉破裂、气管支气管破裂、创伤性膈肌撕裂和肺挫伤。然而,据报道,计算机断层扫描(CT)在检测肋骨断端错位情况及后肋骨骨折数量方面的效果优于胸部 X 线检查[8]。除了隐匿性肋骨骨折,CT 几乎可以检测到所有的肋骨骨折[9]。

若患者存在第 1 肋或第 2 肋骨折,或者 3 根及以上肋骨骨折应考虑有发生钝性心脏损伤的可能。这种情况作为初步评估的一部分,需要进行钝性心脏损伤相关的筛查,包括血清肌钙蛋白水平和心电图[10]。

值得一提的是,除胸部损伤外,患者可能合并腹腔内或颅骨内,以及上肢损伤[11],对这些创伤的处理不在此处讨论。

管理

患者处置

无合并伤的单根肋骨骨折患者可以在门诊接受保守治疗,当处置肋骨骨折患者时应考虑疼痛控制的充分性、随访的可靠程度、虚弱指数和相关并发症等因素。对于虚弱指数较高、并发症发生率高或疼痛控制不良的患者,可能需要住院或进入康复机构接受治疗[12]。

一旦诊断为多发性肋骨骨折,应依据患者的年龄、创伤负担和肋骨骨折数量进行处置。对于年龄>45 岁、有 4 根或以上肋骨骨折的患者,应入院接受监护治疗[13]。可在重症监护病房(ICU)或中级监护病房中对患者的呼吸状况进行密切监测。对于 65 岁以上、有两根或以上肋骨骨折的患者应以类似的方式进行治疗。

除了发现呼吸急促、低通气量或缺氧等表现外,床边肺活量测定为患者的呼吸功能提供了一个很好的客观评估手段。据 Carver 等报道,肺活量<30% 的肋骨骨折患者的肺部并发症发生率增加。患者肺活量每增加 10%,其发生肺部并发症的概率降低 36%。

图 5.1 描述了我们机构的肋骨骨折指南。患者年龄和肋骨骨折数量对患者处置起着至关重要的作用。此外，应使用 15mL/kg 理想体重的激励性肺活量测定目标来进一步指导处置。

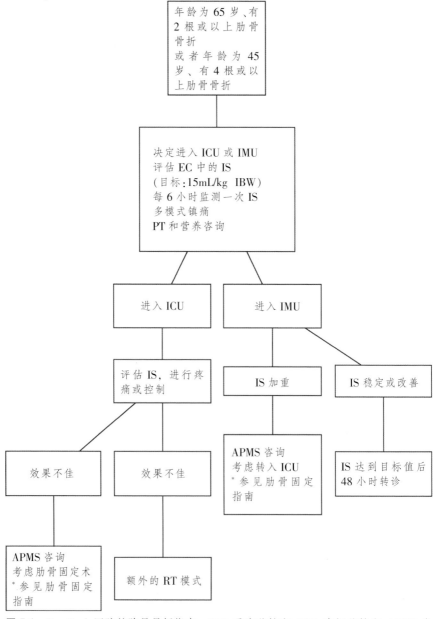

图 5.1 Ben Taub 医院的肋骨骨折指南。ICU，重症监护室；IMU，中级监护室；APMS，急性疼痛管理服务；EC，急诊中心；PT，物理治疗。* 肋骨固定将在其他章节讨论。

肺部护理

肋骨骨折患者肺部护理的主要目的是避免呼吸衰竭,减少气管插管和机械通气比例;次要目的包括提高有效的肺通气,减少肺不张,预防肺炎,缩短住院时间和已插管患者的机械通气天数。已有报道指出,机械通气引起的膈肌麻痹可继发于肺萎缩。这种情况下出现的氧化应激和线粒体变化可能是由正压通气、潜在的炎症过程、负蛋白平衡或呼吸肌收缩功能障碍的直接影响所致[14-18]。

许多医疗机构的肋骨骨折指南(包括我们的指南)主要关注肺复张,包括咳嗽、深呼吸练习、激励性肺活量测定、间歇性和持续性气道正压通气,但是在如何管理这些干预措施方面尚缺乏共识。在系统综述中,激励性肺活量测定在维持循环稳定和减少上腹部手术后肺部并发症方面,并没有显示出明显的获益[19]。然而,理论上,其避免肺不张和膈肌麻痹的益处似乎是合理且有好处的,使得这种干预措施颇具应用前景,并且成本不高。因此,激励式肺活量测定法适用于所有肋骨骨折患者,测定应该在患者清醒时进行。尽管如此,关于如何明确肺活量的数据仍然缺乏明确规定。

除了扩大肺活量,我们建议患者坐起或早期下床活动,增加活动可促进深呼吸,从而减少肺不张的发生。当患者取仰卧位时,由于横膈肌向上移位,腹腔内容物使功能残气量至少减少 0.8L[20],从而导致肺顺应性下降,而这也可能是肋骨骨折的潜在并发症,如肺挫伤、气胸和血胸可能带来的后果。并且可在机械通气过程中,由此导致的通气灌注比例失调进一步加剧。当取仰卧位时,尽管通气仍然是均匀分布的,但受影响的肺区域的灌注是增加的,即加重了通气灌注比例失调。早期活动可能在减轻这些影响因素方面发挥关键作用。

NTDB 针对连枷胸患者的一项回顾性研究报道显示,59%的患者需要机械通气支持[21]。在这种情况下,缩短机械通气天数和预防呼吸机相关性肺炎(VAP)是当务之急。作为预防 VAP 的一部分,日常的镇静剂量控制和脱机训练(SBT)至关重要。每天进行脱机训练与减少呼吸机应用时间和 ICU 住院天数、降低 1 年死亡率相关,其风险比为 0.68[22]。此外,我们的 VAP 预防方法包括:将床头抬高到 30°,每天用 0.12%的氯己定漱口两次,以及频繁的口腔或气管内冲洗。然而,早期脱离呼吸机是预防 VAP 最有效的方法。

避免气压伤、控制潜在的炎症过程和减轻营养不良可能会缩短机械通气天数[17,18,23,24]，我们将在下一节讨论营养管理。

液体管理

创伤患者通常需要积极的液体复苏。应进行积极而合理的输液治疗，从而保持最佳血容量。临床医生应争取在患者住院期间达到净平衡或净负流体平衡。这在肺挫伤患者中尤为重要，净正性液体平衡可能加重肺水肿，造成通气灌注比例失调，从而导致缺氧性血管收缩[25]，使肺动脉压力升高而加重心功能障碍，从而对高危患者脱离机械通气的能力产生负面影响。

在接受机械通气的患者中，动态参数［如每搏量变异度(SVV)、动脉压变异度(PPV)］或下腔静脉(IVC)超声测量可为血管容量管理提供最佳指导指标。我们建议常规使用 SVV、PPV 或 IVC 超声测量来评估这些患者的液体容量反应性[26,27]。被动抬腿试验在评估液体容量反应性时也很有用；然而，由于同时存在腹部和(或)肢体损伤，其在创伤患者中很难实施。

每天液体需求量应根据患者的干体重计算。液体疗法的类型由适应证决定。对于复苏量，我们提倡以晶体代替白蛋白。这与 SAFE 试验结果一致，该试验显示，当在 ICU 中单独使用 4%的白蛋白和生理盐水作为扩容剂时，死亡率无差异[28]。当肠内摄入受到限制时，可将晶体应用于维持治疗。同时，根据患者生理状态，可适当添加电解质。

疼痛管理

如图 5.2 所示，疼痛是肋骨骨折并发症的主要驱动因素，因此应将疼痛控制作为肋骨骨折治疗的基础[29]。下面将讨论不同镇痛模式及其相关应用。

多模式疼痛疗法

酮咯酸是一种非甾体抗炎药(NSAID)，在 ICU 肋骨骨折患者中，应用酮咯酸可以缩短呼吸机使用天数、降低肺炎发生率[30]。除预防性应用对乙酰氨基酚外，还可以 24 小时服用非甾体抗炎药。对于禁食或者经口无法耐受的患者，可静脉给药。在应用非甾体抗炎药治疗前，应评估肾功能。考虑

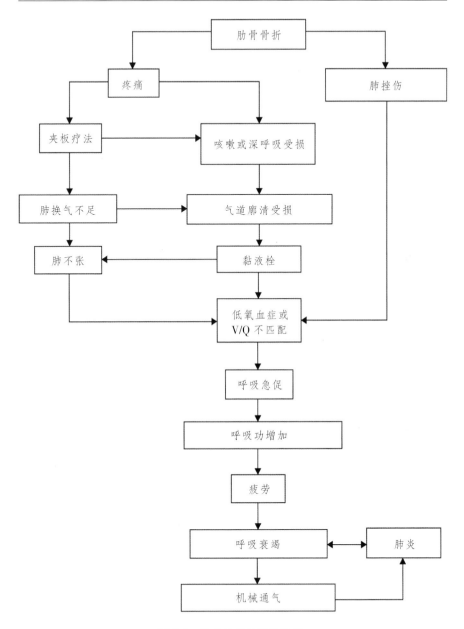

图 5.2　肋骨骨折的恶性循环。

到造成肋骨骨折所需的外力巨大,仅用非甾体抗炎药和对乙酰氨基酚无法
达到良好的镇痛效果。我们的多模式镇痛方案包括每 6 小时计划性应用
1000mg 对乙酰氨基酚, 每天应用两次 300mg 加巴喷丁, 每 6 小时应用

100mg 曲马多和非甾体抗炎药治疗（图 5.3）。如果估计的肾小球滤过率（eGFR）>50,可以使用萘普生或酮洛酸。经报道证实,术后应用加巴喷丁可起到镇痛和阿片类药物保留效应[31,32]。我们仅在无法控制重度疼痛或抢救时使用阿片类药物。

静脉注射阿片类药物控制肋骨骨折疼痛,其优点在于可快速止痛和预测持续时间。其缺点是可能导致呼吸抑制和有可能引起阿片类药物相关并发症,如烦躁、镇静、便秘、尿潴留和恶心。如果需要静脉注射阿片类药物,建议采用患者自控镇痛(PCA),因为它能及时镇痛,而且可避免不恰当的镇静(使用适当的剂量)。应同时制订日常肠道护理方案,以减轻应用阿片类药物所引起的便秘。

在肋骨骨折的治疗过程中,可考虑使用阿片类药物,如氯胺酮和利多卡因。Wang 等人比较了术后应用小剂量氯胺酮输注及吗啡自控镇痛(PCA)与单纯应用吗啡自控镇痛(PCA)的效果。结果显示,小剂量氯胺酮的加入能更好地控制疼痛,减少阿片类药物的使用[33]。尽管如此,对于氯胺酮的注射剂量和持续时间仍然存在争议。也有报道称,腹部手术后输注利多卡因可以减轻术后疼痛。然而,同样的荟萃分析没有发现输注利多卡因对肠功能恢复有益,也没有发现其可减少对阿片类药物需求、降低术后恶心或呕吐发生率的一致结果[34]。

如果肋骨骨折的疼痛用多模式疼痛疗法和阿片类药物对肋骨骨折疼痛的控制效果较差,我们强烈推荐考虑行区域阻滞麻醉。据报道,区域阻滞的镇痛效果优于全身应用阿片类药物,其全身副作用亦较少发生[29]。

区域阻滞麻醉

硬膜外麻醉：硬膜外麻醉已被证明可减少多发性肋骨骨折患者的呼吸机使用天数[35]。Belger 等人的研究表明,使用硬膜外麻醉代替静脉注射阿片类药物,可降低院内的肺炎发病率[36]。由于凝血功能障碍、脊柱骨折或低血压,胸段硬膜外麻醉应避免在某些患者中应用,但这在创伤患者中可能很常见。烦躁的患者可能无法在手术过程中静止不动配合完成麻醉。

实施硬膜外麻醉后,临床医生应监测患者是否出现低血压、脊髓血肿或硬膜外脓肿,还应定期评估下肢的运动和感觉功能。硬膜外麻醉具有避免使用阿片类药物的优点，从而消除了阿片类药物相关并发症的发生风

哈里斯医疗体系 创伤/重症监护外科 部门工作指南及操作规程	程序编号： 页码：1/2 生效日期：2017 年 3 月

标题：创伤外科患者的护理及急性疼痛管理
目标：本文件为医生和中级医疗服务人员提供了关于手术或创伤后急性疼痛管理的护理管理标准

工作指南/操作规程

适用范围：以下建议经与麻醉科急性疼痛管理部门及急危重症外科共同合作制订

1. 所有肾功能和肝功能正常的患者均应接受多模式镇痛治疗，包括对乙酰氨基酚、抗炎治疗、加巴喷丁和曲马多

 a. 对乙酰氨基酚

  对乙酰氨基酚：1g，口服或静脉给药，6 小时 1 次

  →仅在无法口服或口服不耐受时采用静脉给药，给药时间不超过 24 小时

 b. 非甾体抗炎药（肾小球滤过率需>50mL/min）

  a. 萘普生：500mg，口服，12 小时 1 次，或布洛芬 800mg，口服，8 小时 1 次（最大剂量 3200mg/d）

  b. 酮咯酸（妥拉多®）：15mg，静脉注射，6 小时 1 次，最多使用 96 小时

 c. 加巴喷丁

  加巴喷丁：300mg，口服，1 次/天，口服 1 天后调整为 300mg，口服，2 次/天（仅限住院患者）

 d. 曲马多 100mg，口服，6 小时 1 次

  体重<70kg 患者减量至 50mg，口服，6 小时 1 次

2. 需要急救的患者应接受以阿片类药物为基础的镇痛治疗。耐受阿片类药物的患者可能需要定期麻醉，以防止发生戒断反应

 a. 口服急救药物（口服可耐受或肠内给药途径）

  1. 羟考酮（盐酸羟考酮®）：5mg，4 小时 1 次，用于中度疼痛，必要时给药

  2. 羟考酮（盐酸羟考酮®）：5mg，4 小时 1 次，用于重度疼痛，必要时给药

 b. 静脉急救药物

  1. 吗啡：2mg，静脉注射，3 小时 1 次，用于重度疼痛，必要时给药

  2. 盐酸二氢吗啡酮：0.5mg，静脉注射，3 小时 1 次，用于重度疼痛，必要时给药

3. 患者自控镇痛基础设置

 a. 吗啡自控镇痛：1mg，每 10 分钟给药 1 次，无基础速率

 b. 盐酸二氢吗啡酮自控镇痛：0.2mg，每 10 分钟给药 1 次，无基础速率

4. 肠道治疗：所有接受阿片类药物治疗的患者也应接受肠道治疗

 比沙代尔：10mg，口服，1 次/天（参考肠道创伤治疗指南）

5. 止吐治疗

 异丙嗪（非那根®）：6.25~25mg，静脉注射、口服或灌肠，6 小时 1 次（恶心、呕吐，必要时给药）

 或者

 昂丹司琼（枢复宁®）：4mg，静脉注射或口服，6 小时 1 次（若恶心、呕吐持续存在）

图 5.3　本陶布医院的多模式镇痛方案。

险。即使使用罗哌卡因或丁哌卡因，低血压仍然是一个问题，但是可以通过降低硬膜外麻醉剂浓度或速度来避免此类风险的发生。硬膜外麻醉应由受过专业培训的人员进行管理，最好是疼痛管理专家来进行。

椎旁神经阻滞：椎旁神经阻滞可以很好地控制单侧肋骨骨折引起的疼痛。静脉注射阿片类药物或硬膜外麻醉可显著降低低血压或呼吸抑制的发生风险。应用椎旁阻滞来控制疼痛，即使其效果不如硬膜外麻醉，也已被证明是等效的[37]。此外，留置椎旁导管的操作甚至可以在门诊就能完成。

肋间神经阻滞：肋间神经阻滞适用于单侧和（或）数量有限的肋骨骨折。其使用受到麻醉作用时间的限制，因此要想维持止痛效果，常需要进一步反复阻滞麻醉。这可能限制了肋间神经阻滞的实用性。

胸膜内的渗透麻醉：关于将麻醉药注入胸膜腔的数据证据并不充分，因此不建议使用。

静脉血栓栓塞预防

肋骨骨折患者常伴有其他复合损伤，其活动能力和功能状态受到限制，常因外伤引起凝血功能障碍、瘀血和内皮细胞损伤三联征。因此，患者并发深静脉血栓（DVT）的风险增加。

早期活动和物理治疗至关重要。

除早期活动外，还应采用机械和化学方法预防血栓形成。推荐使用间歇式气动压缩装置。在 CLOTS 1 试验中，分级加压袜对预防静脉血栓栓塞事件（VTE）没有获益。相反，皮肤坏死、破裂和溃疡等不良事件发生率增加[38]。推荐使用间歇性气压压缩装置，除非潜在的创伤限制其应用。随机试验已经证明，在预防 VTE 方面，使用低分子肝素、普通肝素或磺达肝素的药物预防效果优于单独使用机械方法[39]。目前没有足够的证据推荐单独使用机械血栓预防；因此，我们推荐使用机械血栓预防联合每 12 小时皮下注射依诺肝素 30mg。如果肌酐清除率<30mL/min，我们每 8 小时皮下注射5000U 肝素。

营养支持

伴有多发性肋骨骨折的创伤患者往往病情危重，因此，潜在的急性生理应激反应可能导致厌食症和（或）胃排空延迟。多种原因，如面部创伤、精神状态改变和机械通气,可能会阻碍进食。由此导致代谢障碍、营养缺乏、呼吸机依赖性升高,并进一步引起膈肌功能障碍[23,40]。精确计算危重患者的能量需求通常是非常困难的。营养师应该参与所有危重患者的治疗当中。我们提倡入院后 48 小时内开始早期肠内营养。Artinian 等人的研究记录显示,入院后 2 天内开始营养支持,可降低 ICU 住院率、缩短住院天数、降低医院内死亡率。

对于误吸高危人群或无法经口进食的患者,我们建议放置十二指肠营养管[42,43]。我们不会按照 REGANE 和 NUTRIREA 1 试验的方式去检查胃残余量[44,45]。对于胃残余量>200mL 的患者,保持管饲并没有降低吸入性肺炎的发病率。事实上,McClave 等人的研究报道显示,对于胃残余量>200mL 和>400mL 的患者,管饲的误吸率没有差异[46]。检查胃残余量会导致频繁的进食中断,从而导致热量摄入不足。应根据患者的临床表现,如腹胀、顽固性恶心、腹胀和疼痛,调整管饲量。对于出现胃排空延迟临床症状的患者,应考虑使用甲氧氯普胺等促胃动力药物。如果没有达到完全性肠内营养要求(或在 10~14 天才达到),则应在住院 7 天内考虑行全肠外营养。

并发症

肋骨骨折并发症的预防和管理是肋骨骨折治疗过程中的关键环节,如前所述,若严重胸外伤后立即出现气胸和血胸等危及生命的并发症,需要立即行胸腔闭式引流术。疼痛是导致患者病情恶化的最主要因素(如前所述)。肋骨骨折患者常伴有肺部挫伤,可表现为呼吸急促、低氧血症和(或)呼吸功增加。存在肺挫伤会影响液体治疗(如前所述)。若肺挫伤患者的呼吸状况恶化,需要进一步行完善的影像学检查。在这些患者中,肺炎和急性呼吸窘迫综合征(ARDS)的发生风险可能更高[49]。呼吸衰竭和肺炎是多种因素相互作用的结果,如图 5.2 所示。

结论

肋骨骨折在创伤患者中的发病率较高,其对死亡率的显著影响是毋庸置疑的。因此,多模式管理策略至关重要,包括疼痛控制、肺部护理、早期干预、营养治疗、适当的液体管理和 DVT 预防。临床护理路径或指南的使用已产生显著效果。对 45 岁以上、4 根或以上肋骨骨折的患者采用临床护理路径，可降低患者的感染发生率、死亡率、住院时间和呼吸机辅助呼吸天数。图 5.1 描述了我们机构目前使用的肋骨骨折诊疗指南。该指南的核心是识别高危患者，并将他们适当地分流到 ICU 或中级监护病房，从而采用前述多模式治疗策略。

参考文献

1. Bergeron E, et al. Elderly trauma patients with rib fractures are at greater risk of death and pneumonia. J Trauma. 2003;54(3):478–85.
2. Bulger EM, et al. Rib fractures in the elderly. J Trauma. 2000;48(6):1040–6. discussion 1046-7
3. Todd SR, et al. A multidisciplinary clinical pathway decreases rib fracture-associated infectious morbidity and mortality in high-risk trauma patients. Am J Surg. 2006;192(6):806–11.
4. Holcomb JB, et al. Morbidity from rib fractures increases after age 45. J Am Coll Surg. 2003;196(4):549–55.
5. Sano A, Tashiro K, Fukuda T. Cough-induced rib fractures. Asian Cardiovasc Thorac Ann. 2015;23(8):958–60.
6. Newgard CD, et al. Emergency medical services intervals and survival in trauma: assessment of the "golden hour" in a north American prospective cohort. Ann Emerg Med. 2010;55(3):235–246.e4.
7. Teixeira PG, et al. Preventable or potentially preventable mortality at a mature trauma center. J Trauma. 2007;63(6):1338–46. discussion 1346-7
8. Pulley BR, et al. Utility of three-dimensional computed tomography for the surgical management of rib fractures. J Trauma Acute Care Surg. 2015;78(3):530–4.
9. Murphy CEt, et al. Rib fracture diagnosis in the Panscan era. Ann Emerg Med. 2017 Dec;70(6):904–9.
10. Ismailov RM, et al. Trauma associated with cardiac dysrhythmias: results from a large matched case-control study. J Trauma. 2007;62(5):1186–91.
11. Al-Hassani A, et al. Rib fracture patterns predict thoracic chest wall and abdominal solid organ injury. Am Surg. 2010;76(8):888–91.
12. Ho SW, et al. Risk of pneumonia in patients with isolated minor rib fractures: a nationwide cohort study. BMJ Open. 2017;7(1):e013029.
13. Carver TW, et al. Vital capacity helps predict pulmonary complications after rib fractures. J Trauma Acute Care Surg. 2015;79(3):413–6.
14. Larsson L, Friedrich O. Critical illness myopathy (CIM) and ventilator-induced diaphragm muscle dysfunction (VIDD): acquired myopathies affecting contractile proteins. Compr Physiol. 2016;7(1):105–12.
15. Mankowski RT, et al. Intraoperative hemidiaphragm electrical stimulation reduces oxidative stress and upregulates autophagy in surgery patients undergoing mechanical ventilation: exploratory study. J Transl Med. 2016;14(1):305.
16. Vassilakopoulos T, Petrof BJ. A stimulating approach to ventilator-induced diaphragmatic dysfunction. Am J Respir Crit Care Med. 2017;195(3):281–2.
17. Yang Y, et al. Endotoxemia accelerates diaphragm dysfunction in ventilated rabbits. J Surg Res. 2016;206(2):507–16.
18. Zhu X, et al. The role of calpains in ventilator-induced diaphragm atrophy. Intensive Care Med Exp. 2017;5(1):14.
19. Hall JC, et al. Prevention of respiratory complications after abdominal surgery: a randomised clinical trial. BMJ. 1996;312(7024):148–52. discussion 152-3

20. Wahba RW. Perioperative functional residual capacity. Can J Anaesth. 1991;38(3):384–400.

21. Gage A, et al. The effect of epidural placement in patients after blunt thoracic trauma. J Trauma Acute Care Surg. 2014;76(1):39–45. discussion 45-6

22. Girard TD, et al. Efficacy and safety of a paired sedation and ventilator weaning protocol for mechanically ventilated patients in intensive care (awakening and breathing controlled trial): a randomised controlled trial. Lancet. 2008;371(9607):126–34.

23. Jaber S, et al. Clinical review: ventilator-induced diaphragmatic dysfunction--human studies confirm animal model findings! Crit Care. 2011;15(2):206.

24. Petrof BJ, Jaber S, Matecki S. Ventilator-induced diaphragmatic dysfunction. Curr Opin Crit Care. 2010;16(1):19–25.

25. Pinsky MR. Cardiovascular issues in respiratory care. Chest. 2005;128(5):592S–7S.

26. Huang CC, et al. Prediction of fluid responsiveness in acute respiratory distress syndrome patients ventilated with low tidal volume and high positive end-expiratory pressure. Crit Care Med. 2008;36(10):2810–6.

27. Marik PE, et al. Dynamic changes in arterial waveform derived variables and fluid responsiveness in mechanically ventilated patients: a systematic review of the literature. Crit Care Med. 2009;37(9):2642–7.

28. Finfer S, et al. A comparison of albumin and saline for fluid resuscitation in the intensive care unit. N Engl J Med. 2004;350(22):2247–56.

29. Karmakar MK, Ho AM. Acute pain management of patients with multiple fractured ribs. J Trauma. 2003;54(3):615–25.

30. Yang Y, et al. Use of ketorolac is associated with decreased pneumonia following rib fractures. Am J Surg. 2014;207(4):566–72.

31. Ho KY, Gan TJ, Habib AS. Gabapentin and postoperative pain--a systematic review of randomized controlled trials. Pain. 2006;126(1–3):91–101.

32. Mathiesen O, Moiniche S, Dahl JB. Gabapentin and postoperative pain: a qualitative and quantitative systematic review, with focus on procedure. BMC Anesthesiol. 2007;7:6.

33. Wang L, et al. Ketamine added to morphine or hydromorphone patient-controlled analgesia for acute postoperative pain in adults: a systematic review and meta-analysis of randomized trials. Can J Anaesth. 2016;63(3):311–25.

34. Weibel S, et al. Efficacy and safety of intravenous lidocaine for postoperative analgesia and recovery after surgery: a systematic review with trial sequential analysis. Br J Anaesth. 2016;116(6):770–83.

35. Mohta M, et al. Prospective, randomized comparison of continuous thoracic epidural and thoracic paravertebral infusion in patients with unilateral multiple fractured ribs--a pilot study. J Trauma. 2009;66(4):1096–101.

36. Bulger EM, et al. Epidural analgesia improves outcome after multiple rib fractures. Surgery. 2004;136(2):426–30.

37. Shapiro BS, et al. Comparative analysis of the paravertebral analgesic pump catheter with the epidural catheter in elderly trauma patients with multiple rib fractures. Am Surg. 2017;83(4):399–402.

38. Dennis M, et al. Effectiveness of thigh-length graduated compression stockings to reduce the risk of deep vein thrombosis after stroke (CLOTS trial 1): a multicentre, randomised controlled trial. Lancet. 2009;373(9679):1958–65.

39. Lilly CM, et al. Thrombosis prophylaxis and mortality risk among critically ill adults. Chest. 2014;146(1):51–7.

40. Alberda C, et al. The relationship between nutritional intake and clinical outcomes in critically ill patients: results of an international multicenter observational study. Intensive Care Med. 2009;35(10):1728–37.

41. Artinian V, Krayem H, DiGiovine B. Effects of early enteral feeding on the outcome of critically ill mechanically ventilated medical patients. Chest. 2006;129(4):960–7.

42. Taylor SJ, et al. A randomised controlled feasibility and proof-of-concept trial in delayed gastric emptying when metoclopramide fails: we should revisit nasointestinal feeding versus dual prokinetic treatment: achieving goal nutrition in critical illness and delayed gastric emptying: trial of nasointestinal feeding versus nasogastric feeding plus prokinetics. Clin Nutr ESPEN.

2016;14:1–8.

43. Taylor SJ, Manara AR, Brown J. Treating delayed gastric emptying in critical illness: metoclo-pramide, erythromycin, and bedside (cortrak) nasointestinal tube placement. JPEN J Parenter Enteral Nutr. 2010;34(3):289–94.

44. Montejo JC, et al. Gastric residual volume during enteral nutrition in ICU patients: the REGANE study. Intensive Care Med. 2010;36(8):1386–93.

45. Casaer MP, Van den Berghe G. Nutrition in the acute phase of critical illness. N Engl J Med. 2014;370(13):1227–36.

46. McClave SA, et al. Poor validity of residual volumes as a marker for risk of aspiration in criti-cally ill patients. Crit Care Med. 2005;33(2):324–30.

47. SA MC. Guidelines for the provision and assessment of nutrition support therapy in the adult Criticall ill patient: Society of Critical Care Medicine (SCCM) and American Society for Parenteral and Enteral Nutrition (a.S.P.E.N). JPEN J Parenter Enteral Nutr. 2009;33(3):277–316.

48. Sirmali M, et al. A comprehensive analysis of traumatic rib fractures: morbidity, mortality and management. Eur J Cardiothorac Surg. 2003;24(1):133–8.

49. Allen GS, Cox CS Jr. Pulmonary contusion in children: diagnosis and management. South Med J. 1998;91(12):1099–106.

第 6 章

肺挫伤的管理：无创和有创性处理

Umar Bhatti, Lena M. Napolitano

历史

1761 年，意大利解剖学家 Giovanni Battista Morgagni 首次描述了与胸壁损伤没有关联的肺损伤。随后，都柏林的 R.W. Smith 于 1840 年发表了一份报道[1]。"肺挫伤"这个术语被认为是由法国军医 Guillaume Dupuytren 于19世纪提出的[2]。医学文献中有关肺挫伤的描述首次出现于 1965 年[3-5]。肺挫伤的描述如下："损伤导致血液渗出到肺泡和支气管，影响气体交换，进一步影响通气/血流比，并可能出现右向左分流，导致严重的通气功能障碍[6]。"

流行病学

50%以上的钝性伤患者合并胸部创伤[7]。肺挫伤常见于钝性胸外伤，占30%~75%，该损伤最常见于交通事故中被撞击的机动车及摩托车上的乘客，以及被撞倒或摔倒的行人。肺挫伤很少单独发生，多合并其他胸部损伤，因此，独立测算肺挫伤在损伤中的作用是很困难的。肺挫伤患者的肺炎和 ARDS 并发症发生率高达 50%。

病理生理学

钝性胸外伤会造成肺泡和肺实质损伤,随着血液和渗液积聚在肺组织中,会干扰肺泡水平的气体交换,导致低氧血症和高碳酸血症。肺挫伤的病理生理机制包括:通气/灌注比例失衡、肺内分流增加、肺水肿加重,肺顺应性明显降低。

当发生肺挫伤时,肺泡–毛细血管的通透性、炎症和出血增加常见,伴肺挫伤周围组织水肿。肺泡内的渗液、出血和蛋白积聚可导致肺泡塌陷,最终引起气体交换功能障碍。肺实变导致炎症、肺泡–毛细血管通透性增加伴肺水肿、通气/灌注比例失衡、肺内分流增加和肺顺应性下降。此外,肺挫伤可导致肺泡表面活性物质减少,进而导致肺实变和低氧血症。

肺挫伤的病程演变难以预测。有些患者仅需要吸氧和支持治疗,而有些患者因出现严重的低氧血症和 ARDS 而需要行机械通气。肺泡出血和肺实质损伤通常发生在受伤后数小时,在 7 天内消失。低氧血症和高碳酸血症一般在受伤后的 72 小时达到高峰。

诊断

肺挫伤的诊断需要有详细的病史,包括详细的受伤信息、相关的体格检查和影像学表现。对所有胸壁创伤患者都应该进行肺挫伤的评估。在肺挫伤早期,动脉血气水平有可能不显示任何异常(如低氧血症和高碳酸血症),因此早期的实验室检查诊断肺挫伤的作用有限。

胸片初步评估

创伤患者如果可能存在胸部损伤,推荐利用便携式胸片进行初步评估,但其评估急性肺挫伤的作用有限。首先,如果患者存在血胸或者气胸,会使得胸片上肺挫伤的表现模糊不清。其次,肺挫伤的影像学改变通常在伤后 6~48 小时才会显示出来。因此,早期的胸片可能是正常的。

肺部超声

超声诊断肺挫伤的总敏感性为 94.6%，而首次 CXR 诊断肺挫伤的总敏感性为 27%，这为急诊应用超声诊断肺挫伤提供了充分的依据[8]。可以利用肺部超声检查的 B 线（提示肺水肿）来发现或者排除肺挫伤，利用 C 线（融合实变或肝样变性，提示肺组织实变）来确定肺挫伤（图 6.1）[9]。肺超声检查作为一种快速可行、即时的技术，可以用来评估急性肺损伤，包括气胸、血胸和肺挫伤。与其他超声检查相比，肺部超声对技术的要求低，更容易学习，这一点是特别有价值的[10]。

胸部 CT

胸部 CT 对钝性胸外伤合并胸部损伤的诊断具有较高的敏感性，在确定肺挫伤、气胸、血胸等方面优于胸片[11,12]。肺挫伤在胸部 CT 图像上的典型特征为：外周局灶性、非节段性肺组织模糊影（图 6.2）。肺挫伤多见于肺下叶及靠后的部位，当肺受到横向冲击时，肺挫伤的表现可能会有一些差异。胸部 CT 能很好地诊断肋骨骨折和连枷胸，骨三维重建对于后续实施肋骨骨折内固定术很有帮助（图 6.3）。胸部 CT 能够动态地显示病情变化，如血胸或者肺挫伤加重，有助于临床医生采取最佳的治疗措施来改善患者的肺功能，如采取 VATS 或者肋骨折内固定术（图 6.4）。

全身 CT（WBCT）已成为重度创伤患者的最佳诊断方式。最近德国创伤学会创伤登记处的一项研究调查了 13 564 例患者，其中应用 WBCT 检查前的患者有 5005 例，应用 WBCT 检查后的患者有 8559 例，比较两组胸部损伤诊断的差异。结果显示，应用 WBCT 检查前与 WBCT 检查后，肺挫伤比例为 18.5% 对 28.7%，肺实质损伤比例为 12.6% 对 5.9%，多发性肋骨骨折比例为 10.6% 对 21.6%，气胸比例为 17.3% 对 21.6%[13]。

一些研究表明，对钝性伤患者应用胸部 CT 检查可以诊断没有临床症状的肺挫伤[14]。在一项包含了 21 382 例患者的研究中，有 8661 例（40.5%）患者同时进行了胸部 X 线检查和胸部 CT 检查，1012 例（11.7%）患者被诊断为肺挫伤，这也使得肺挫伤成为继肋骨骨折之后第二大常见的胸部损伤。在这 1012 例被诊断为肺挫伤的患者中，有 739 例（73.0%）仅通过胸部 CT 诊断（SOCTO），其中大多数（73.5%）肺挫伤患者合并其他胸部损伤。与

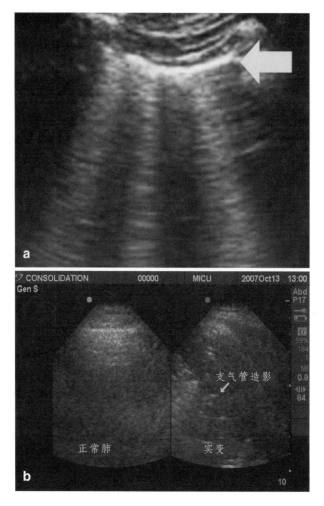

图 6.1　肺超声用于评估肺挫伤，肺挫伤超声模式包括肺泡间质综合征 (AIS)，B 线增加，无临床怀疑的心源性肺水肿或外周实质病变(PPL)被定义为观察 C 线(融合性或肝样变性)，其是一种低回声的胸膜下局灶性病变，可用于识别局灶性肺实变的区域。(a)B 线是从胸膜(箭头所示)延伸到整个扫描区域场深度的垂直密度。一个肺节段内的 3 条或以上 B 线提示肺间质水肿增加，与被动充血、肺水肿、感染和(或)涉及解剖区域的炎症一致。(b)C 线是胸膜下融合实变的低回声区，可用于鉴别局灶性肺实变或肺挫伤区域。

无肺挫伤患者相比，肺挫伤患者的住院率更高(91.9% 对 61.7%；平均差为30.2%；95% 置信区间为 28.1%~32.1%)，死亡率也明显增加(4.7% 对 2.0%；平均差为 2.8%；95% 置信区间为 1.6%~4.3%)，但死亡患者仅局限于合并其

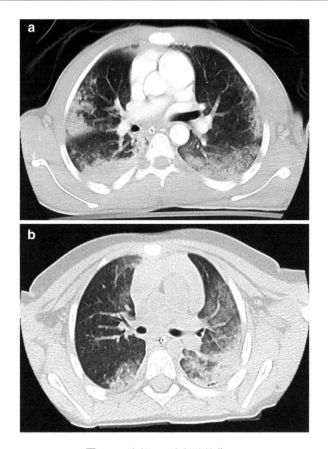

图 6.2　胸部 CT 诊断肺挫伤。

他损伤的患者(ISS>10)。与无肺挫伤的患者相比,CT 提示为肺挫伤的患者的机械通气率(4.6%)和死亡率(2.6%)更低。本研究证实,肺挫伤通常是在常规钝性伤影像学检查中被诊断的,并且大多数仅 CT 发现的肺挫伤患者往往合并其他胸部损伤。

肺挫伤管理

　　钝性胸外伤导致的肺挫伤的最佳治疗以支持治疗为主,其目的是预防急性呼吸衰竭,维持充足的氧合和通气功能[15]。需要密切监测患者的生命体征,血氧饱和度,动静脉血气分析,通过监测呼吸频率、激励性肺活量测

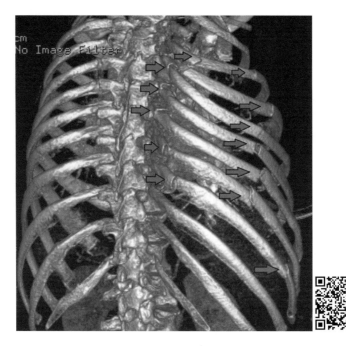

图 6.3 肋骨骨折，尤其是连枷胸，通常与肺挫伤有关，胸部 CT 与骨重建提供了骨折模式的良好细节。

定来监测整体的呼吸功能，通过监测出入量来监测液体的平衡，同时进行一些临床检查。如果发现患者病情明显恶化并有可能出现急性呼吸衰竭，最好将患者转入独立的监护病房或者重症监护病房接受治疗。急性呼吸衰竭、肺炎、ARDS 以及长期的肺功能障碍等是肺挫伤的常见并发症。

肺挫伤的无创处理

所有肺部挫伤患者都应该接受"无创"标准的支持治疗。包括激励性肺活量测定、早期活动、吸氧、限制液体输入（尽量减少静脉输液）、控制疼痛（尤其当合并连枷胸和肋骨骨折时）、连续的胸片评估。其他无创肺挫伤治疗策略包括使用无创通气和加热的经鼻高流量氧疗（HFNC）来治疗急性呼吸功能不全。

与气管插管相比，无创通气的优点主要包括：降低呼吸机相关性肺炎的发生风险，患者可以正常交谈，可以正常地咳嗽和保持吞咽功能，耐受性好，不需要应用镇静药物。其缺点包括：可能存在潜在的吸入性风险，皮肤

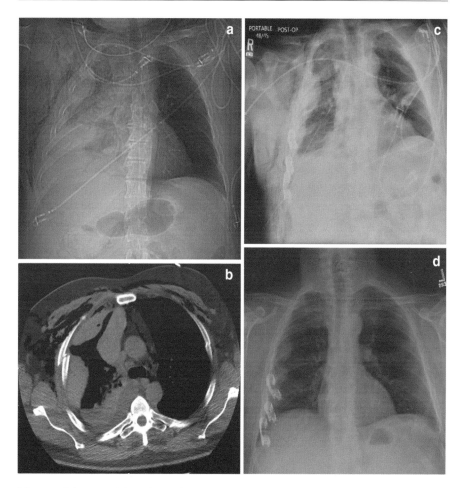

图 6.4　胸部 CT。一例 57 岁的男性患者从 12 级楼梯上摔下来,右侧着地。胸片及 CT 显示双侧肋骨骨折,右侧多根连续肋骨(第 2~7 肋)有两处骨折,符合连枷胸形态,右侧大面积血胸及肺挫伤、小气胸、纵隔气肿、皮下肺气肿。右胸导管造口引流 400mL 血液,术后血流量最小。行胸椎硬膜外麻醉以镇痛。患者被送入 ICU 监护,不需要插管。由于右侧连枷胸不稳定,疼痛加重,呼吸功能不全加重。(a,b)这例患者进行了 VATS/肋骨骨折内固定术,术后胸壁疼痛明显改善,停止给氧,肺活量得到改善。术后及术后 1 个月的胸片如图 c 和图 d 所示。(c,d)目前的 EAST 实践管理指南对肺挫伤连枷胸的规定,对于严重的单侧连枷胸或需要机械通气的患者,可以考虑行手术固定,否则需要行开胸手术[15],目前还没有关于早期肋骨骨折固定的大型随机试验数据,但是 3 个小型随机试验和多重荟萃分析显示了一些益处(减少肺炎的发生、缩短呼吸机使用天数和住院时间)。

损伤,刺激眼睛,阻碍进食和分泌物的清除。

无创通气的最新进展是应用经鼻高流量通气(HFNC)代替面罩或经鼻CPAP 或 BiPAP 的无创正压通气(NIPPV)模式。HFNC 是一种新型氧疗技术,能以高达 60L/min 的流量提供加热和湿化的氧气。虽然目前尚无针对HFNC 在肺挫伤患者中的应用的临床研究,但有一些针对成年急性呼吸衰竭患者的研究。最近一项系统回顾和荟萃分析包括 18 项、共计 3881 例成年急性呼吸衰竭患者的临床研究, 与常规氧疗相比,HFNC 的气管插管率较低, 但与 NIPPV 相比无显著差异。由于患者对 HFNC 的耐受性远高于NIPPV, 因此在降低急性呼吸衰竭患者气管插管率方面,HFNC 比 NIPPV更具优势[16]。

临床指南和建议

美国东部创伤外科协会(EAST)的肺挫伤和连枷胸临床管理指南[17]建议,通过采取有效的镇痛措施、限制液体输入及积极的胸部物理疗法,将有可能减少呼吸衰竭的发生,降低呼吸机辅助呼吸的比例。对于呼吸状态恶化的患者,应引起警惕,并考虑予以无创机械通气,其目的不仅仅是克服胸壁的不稳定性,还可以通过无创机械通气治疗急性呼吸衰竭。

虽然西部创伤协会的肋骨骨折临床路径[18]中并没有专门针对肺挫伤的治疗,但是由于许多肋骨骨折患者伴有肺挫伤,所以该路径推荐的肋骨骨折治疗原则包含疼痛控制、肺卫生和反复的影像学检查,这些措施都适用于肺挫伤患者。

最近一份由 EAST 和创伤麻醉学会共同发布的临床管理指南建议,对成年钝性胸外伤患者使用导管镇痛[19]。尽管缺少高级别证据,仍然推荐采用硬膜外镇痛来代替区域镇痛。

Harborview 创伤中心的肋骨骨折管理方案是基于国家指南制订的,如果患者存在持续疼痛和(或)呼吸功能没有改善,建议行初始多模式全身镇痛并考虑放置神经轴导管(图 6.5)。该路径使用 PIC 评分工具对患者进行连续评估和监测,包括疼痛、吸气能力和咳嗽[20]。

肺挫伤的有创性处理

肺挫伤患者的有创性处理措施包括:胸腔穿刺术,通过放置胸腔引流管或 14F 猪尾导管引流气胸或血胸,气管插管,以及机械通气。应尽可能充分引流创伤性血胸,恢复胸腔容积,使得肺充分膨胀,必要时可以向胸膜腔内注射 tPA 和 DNAse,以促进血胸排出[21]。我们目前多采用14F 猪尾导管进行血胸引流,以取代过去应用的粗口径胸管(32~40F),因为细的猪尾导管不仅可以达到与粗引流管相同的血胸引流效果, 还能显著减轻患者疼痛,促进肺卫生等措施的开展[22]。

　　大多数需要有创治疗的肺挫伤患者是那些发展为急性呼吸衰竭、严重低氧血症或高碳酸血症和 ARDS 的患者。预测哪些肺挫伤患者最终会发展为急性呼吸衰竭和(或)ARDS 成为一个挑战,当前已有许多研究提出了一些模型来预测这部分高危的创伤患者。

CT 扫描预测肺挫伤患者机械通气的需求

　　一项单中心研究包括 392 例钝性胸外伤患者,其中 243 例患者在入院后进行了 CT 检查,被确诊为肺挫伤,仅有 25 例(6%)患者需要机械通气。格拉斯哥昏迷量表(GCS)评分<14 分,BPC 评分>2 分,以及>4 根肋骨骨折的患者需要机械通气,未满足上述任何一个因素的患者被排除在外。应用该模型对 55 例肺挫伤患者进行了 6 个多月的前瞻性研究,结果证实,当患

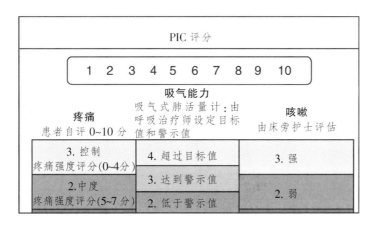

图 6.5　Harborview 医疗中心肋骨骨折管理方案。ICU,重症监护室;IS,诱发性肺量测定法;IV,静脉内的;PIC,疼痛,吸气能力,咳嗽;PCA,患者自控性镇痛法。(From Witt CE and Bulger EM. Comprehensive approach to the man-agement of the patient with multiple rib fractures: a review and introduction of a bundled rib fracture management protocol. Trauma Surg Acute Care Open. 2017; 2: 1-7, with permission)(待续)

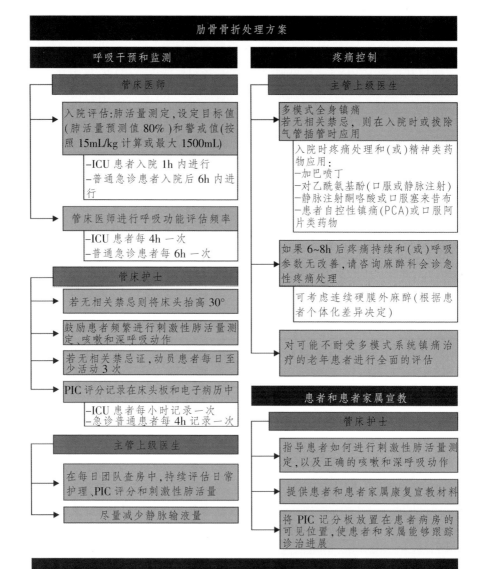

图 6.5(续)

者达不到以上 3 个因素中的任何一项指标时,基本排除机械通气的需要。本研究证实,通过初始胸部 CT 得出的简单评分,结合 GCS 和肋骨骨折数量,可以预测伴有肺挫伤的钝性胸外伤患者早期是否需要机械通气[23]。

入院时胸外伤严重程度评分预测 ARDS

入院时胸部创伤严重程度(TTS)评分(表 6.1)被证实为经胸部 CT 诊断的合并肺挫伤的钝性伤患者出现迟发性 ARDS 的预测指标。在一项包含 329 例患者的研究中,男性占 75%,平均年龄为 36.9 岁(标准差为 17.8 岁),平均损伤严重程度评分为 21.7 分(标准差为 16.0 分),有 82 例(占 25%)患者出现 ARDS(平均 PaO_2/FiO_2 比为 131,标准差为 34)。TTS 评分预测 ARDS 的 ROC AUC 为 0.82 (95% 置信区间为 0.78~0.86)。TTS 评分为 13~25 分是预测钝性胸外伤患者发生 ARDS 的独立危险因素(OR 为 25.8,95% 置信区间为 6.7~99.6,$P<0.001$)[24]。

CT 测量肺挫伤体积预测 ARDS

目前还没有一种完全准确的方法来判定肺挫伤和肺损伤的程度。预测肺挫伤患者发生肺炎、急性呼吸衰竭、ARDS 等并发症风险的能力具有很重要的临床价值。通过 CT 扫描测量肺挫伤容积可识别肺挫伤后可能出现 ARDS 的高危人群。

一项针对 49 例肺挫伤患者的单中心研究,利用入院时的胸部 CT,通

表 6.1 胸外伤严重程度(TTS)评分

PaO_2/FiO_2	肋骨骨折	挫伤	胸膜受累	年龄(岁)	评分
>400	0	无	无	<30	0
300~400	1~3	1 个肺叶	气胸	30~41	1
200~300	4~6,单侧	双侧 1 个肺叶或 单侧 2 个肺叶	单侧 HT 或 HPT	42~54	2
150~200	>3,双侧	双侧<2 个肺叶	HT 或双侧 HPT	55~70	3
<150	连枷胸	双侧≥2 个肺叶	张力性气胸	>70	5

必须添加所有类别才能达到 0~25 分。HT,血胸;HPT,血气胸。

(From Daurat A, Millet I, Roustan JP, Maury C, Taourel P, Jaber S, Capdevila X, Charbit J. Thoracic Trauma Severity score on admission allows to determine the risk of delayed ARDS in trauma patients with pulmonary contusion. Injury. 2016;47(1):147–53, with permission)

过计算机三维重建技术进行测量，得出肺挫伤体积占肺总体积的百分比，得出的平均肺挫伤量为 18%(5%~55%)。按肺挫伤体积将患者分为重度（≥20%，n=17）和中度（<20%，n=32）。重度组的 ARDS 发病率明显高于中度组（82%对 22%，P<0.001))。与中度组相比，重度组的肺炎发病率更高（50%对 28%，P=0.20)。重度组和中度组在损伤严重程度评分(23.3 分对 26.5 分，P=0.33)、入院时格拉斯哥昏迷量表评分(12 分对 13 分，P=0.30)、入院血压(131mmHg 对 129mmHg，P=0.90)，以及 PaO_2 / FiO_2 比值(197 对 255，P=0.14)方面没有统计学差异。作者的结论是，通过入院时胸部 CT 扫描测量肺挫伤容积可以识别出发生 ARDS 的高风险患者[25]。

　　另一项类似的单中心研究探讨了钝性胸外伤患者肺挫伤体积与其预后之间的临床相关性。研究共入组了 226 例患者，其中交通事故(54.4%)和高处坠落(16.4%)是最主要的损伤原因。双侧肺挫伤较单侧更常见，双侧肺挫伤占61.5%、单纯右侧肺挫伤占 19.5%、单纯左侧肺挫伤占 19%。与上述研究结果相反的是，肺挫伤体积与 ISS 呈显著正相关，与年龄和 PaO_2 /FiO_2 比值呈负相关(P<0.05)。在发生住院并发症的患者中，肺挫伤的中位体积显著升高(P=0.02)，肺挫伤体积>20%与 ARDS 高风险、输血和延长机械通气相关。肺部感染、CT 测量的肺挫伤体积和 ISS 是 ARDS 发生的预测因子。与之前的研究结论相似，利用 CT 成像量化肺挫伤体积可以识别出可能发生 ARDS 的高危患者[26]。

　　最近的一项研究使用一种新型半自动、衰减定义的计算机算法测量了肺挫伤体积占全肺体积的比值，该算法尽量减少通过人工编辑标定肺挫伤的边界。研究共入组 202 例肺挫伤患者，其中有 75 例发生 ARDS，占 37.1%；26 例发生肺炎，占 12.9%。研究发现，当肺挫伤容积超过全肺容积的 24%时，预测肺挫伤发生 ARDS 的作用显著，这组患者中有 78%的患者出现了ARDS。与肺挫伤范围<24%的患者相比，这组患者的肺炎发病率也明显升高。肺挫伤容积>24%时，预测肺炎发病率的特异性为 94%，敏感性为 37%，阳性预测值为 78%，阴性预测值为 72%[27]。

肺挫伤体积的肺超声测量预测 ARDS

　　利用肺超声(LUS)测量肺挫伤体积也可作为预测随后 ARDS 发生风险的一种方法[28]。在一项针对 45 例钝性外伤患者的前瞻性研究中，以胸部

CT 扫描为对照,对比 LUS 与临床检查联合胸部 X 线检查对气胸、肺挫伤、血胸的诊断准确率。LUS 的诊断以 LUS 的国际指南[29]为标准。其中有 41 例患者存活超过 72 小时,出现 ARDS 的患者有 19 例(46%)(根据柏林分类,重度 5 例、中度 9 例、轻度 5 例)。入院时,LUS 评估的肺挫伤程度可预测 72 小时内的 ARDS(AUC-ROC=0.78,95%CI 为 0.64~0.92)发生风险。LUS 判断肺挫伤程度与 CT 扫描结果之间具有较好的相关性(斯皮尔曼系数=0.82)。

LUS 评分为 6 分(满分 16 分)是预测 ARDS 的最佳阈值,敏感性为 58%(95%CI 为 36~77),特异性为 96%(95%CI 为 76~100)。LUS 的诊断准确率高于临床检查联合胸部 X 线检查的准确率,气胸患者的 AUC-ROC 为 0.81(95%CI 为 0.50~1.00)对 0.74(0.48~1.00),P=0.24,肺挫伤患者的 AUC-ROC 为 0.88(0.76~1.00)对 0.69(0.47~0.92)($P<0.05$),血胸患者的 AUC-ROC 为 0.84(0.59~1.00)对 0.73(0.51~0.94)($P<0.05$)。本研究证实,入院时 LUS 检查可识别出钝性伤患者中发展为 ARDS 的高风险人群,并对常见的创伤性胸外伤提供快速、准确的诊断。

肺挫伤致 ARDS 的治疗

部分肺挫伤患者会进展为急性呼吸衰竭,并出现急性呼吸窘迫综合征(ARDS)和严重的低氧血症,对于肺挫伤导致的 ARDS,依据柏林标准所规定的低氧血症程度进行诊断,应考虑采用所有先进的 ARDS 治疗策略,包括低潮气量通气、限制液体输入量、镇静、俯卧位、吸入一氧化氮和体外膜氧合(图 6.6)等措施[30]。因为在确定单个患者的治疗策略时需要考虑诸多因素,所以对肺挫伤致 ARDS 患者的管理需要做到个体化。例如,脊柱损伤严重不稳定的创伤患者不能取俯卧位。在创伤性肺挫伤患者中,VV-ECMO 并不是禁忌证,因为如果维持一个高流量,ECMO 循环回路可以不需要进行全身抗凝,因此,肺挫伤合并严重 ARDS 的患者($PaO_2/FiO_2<100$)应该在具有 ECMO 的 ARDS 中心接受治疗。

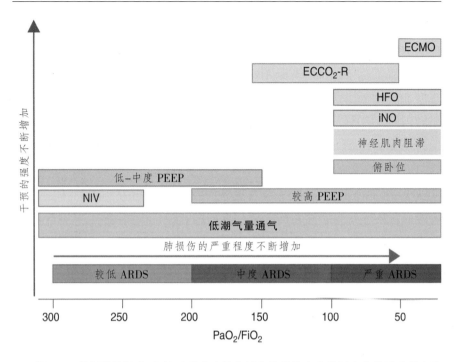

图 6.6 根据柏林标准，急性呼吸窘迫综合征的抢救策略以低氧血症的严重程度为基础。

参考文献

1. Fallon M. Lung injury in the intact thorax with report of a case. Br J Surg. 1940;28:39–49.
2. Karmy-Jones R, Jurkovich GJ. Blunt chest trauma. Curr Probl Surg. 2004;41(3):211–380.
3. Alfano GS, Hale HW Jr. Pulmonary contusion. J Trauma. 1965;5(5):647–58. PMID: 5826710
4. Demuth WE Jr, Smith JM. Pulmonary contusion. Am J Surg. 1965;109:819–23. PMID: 14283348
5. Stevens E, Templeton AW. Traumatic nonpenetrating lung contusion. Radiology. 1965;85:247–52.
6. Lloyd JW, Smith AC, O'Connor BT. Classification of chest injuries as an aid to treatment. Br Med J. 1965;1(5449):1518–23.
7. Probst C, Pape H-C, Hildebrand F, Regel G, Mahlke L, Giannoudis P, et al. 30 years of polytrauma care: an analysis of the change in strategies and results of 4849 cases treated at a single institution. Injury. 2009;40:77–83.
8. Soldati G, Testa A, Silva FR, Carbone L, Portale G, Silveri NG. Chest ultrasonography in lung contusion. Chest. 2006;130(2):533–8. http://5minsono.com/lung-bruise/
9. http://5minsono.com/lung-bruise/; accessed 11/20/2017.
10. Gargani L, Volpicelli G. How I do it: lung ultrasound. Cardiovasc Ultrasound. 2014;12:25.
11. Trupka A, Waydhas C, Hallfeldt KK, Nast-Kolb D, Pfeifer KJ, Schweiberer L. Value of thoracic computed tomography in the first assessment of severely injured patients with blunt chest trauma: results of a prospective study. J Trauma. 1997;43(3):405–11. discussion 411-2
12. Omert L, Yeaney WW, Protetch J. Efficacy of thoracic computerized tomography in blunt chest trauma. Am Surg. 2001;67(7):660–4.
13. Lang P, Kulla M, Kerwagen F, Lefering R, Friemert B, Palm HG, TraumaRegister DGU. The

role of whole-body computed tomography in the diagnosis of thoracic injuries in severely injured patients - a retrospective multi-Centre study based on the trauma registry of the German trauma society (TraumaRegister DGU®). Scand J Trauma Resusc Emerg Med. 2017;25(1):82. https://doi.org/10.1186/s13049-017-0427-4.

14. Rodriguez RM, Friedman B, Langdorf MI, Baumann BM, Nishijima DK, Hendey GW, Medak AJ, Raja AS, Mower WR. Pulmonary contusion in the pan-scan era. Injury. 2016;47(5):1031–4. https://doi.org/10.1016/j.injury.2015.11.043. Epub 2015 Nov 30

15. Cohn SM, Dubose JJ. Pulmonary contusion: an update on recent advances in clinical management. World J Surg. 2010;34(8):1959–70. https://doi.org/10.1007/s00268-010-0599-9.

16. Ni YN, Luo J, Yu H, Liu D, Ni Z, Cheng J, Liang BM, Liang ZA. Can high-flow nasal cannula reduce the rate of endotracheal intubation in adult patients with acute respiratory failure compared with conventional oxygen therapy and noninvasive positive pressure ventilation?: a systematic review and meta-analysis. Chest. 2017;151(4):764–75.

17. Simon B, Ebert J, Bokhari F, Capella J, Emhoff T, Hayward T 3rd, Rodriguez A, Smith L, Eastern Association for the Surgery of Trauma. Management of pulmonary contusion and flail chest: an eastern Association for the Surgery of trauma practice management guideline. J Trauma Acute Care Surg. 2012;73(5 Suppl 4):S351–61.

18. Brasel KJ, Moore EE, Albrecht RA, de Moya M, Schreiber M, Karm-Jones R, Rowell S, Namias N, Cohen M, Shatz DV, Biffl WL. Western trauma association critical decisions in trauma: management of rib fractures. WTA 2016 algorithm. J Trauma Acute Care Surg. 2017;82:200–3.

19. Galvagno SM Jr, Smith CE, Varon AJ, Hasenboehler EA, Sultan S, Shaefer G, To KB, Fox A, Alley DE, Ditillo M, et al. Pain management for blunt thoracic trauma: a joint practice management guideline from the eastern Association for the Surgery of trauma and trauma anesthesiology society. J Trauma Acute Care Surg. 2016;81:936–51.

20. Witt CE, Bulger EM. Comprehensive approach to the management of the patient with multiple rib fractures: a review and introduction of a bundled rib fracture management protocol. Trauma Surgery & Acute Care Open. 2017;2:1–7.

21. Koppurapu V, Meena N. A review of the management of complex Para-pneumonic effusion in adults. J Thorac Dis. 2017;9(7):2135–41.

22. Bauman ZM, Kulvatunyou N, Joseph B, Jain A, Friese RS, Gries L, O'Keeffe T, Tang AL, Vercruysse G, Rhee P. A prospective study of 7-year experience using percutaneous 14-French pigtail catheters for traumatic hemothorax/Hemopneumothorax at a Level-1 trauma center: size still does not matter. World J Surg. 2017. https://doi.org/10.1007/s00268-017-4168-3. [Epub ahead of print]

23. de Moya MA, Manolakaki D, Chang Y, Amygdalos I, Gao F, Alam HB, Velmahos GC. Blunt pulmonary contusion: admission computed tomography scan predicts mechanical ventilation. J Trauma. 2011;71(6):1543–7.

24. Daurat A, Millet I, Roustan JP, Maury C, Taourel P, Jaber S, Capdevila X, Charbit J. Thoracic trauma severity score on admission allows to determine the risk of delayed ARDS in trauma patients with pulmonary contusion. Injury. 2016;47(1):147–53. https://doi.org/10.1016/j.injury.2015.08.031. PMID: 26358517

25. Miller PR, Croce MA, Bee TK, Qaisi WG, Smith CP, Collins GL, Fabian TC. ARDS after pulmonary contusion: accurate measurement of contusion volume identifies high-risk patients. J Trauma. 2001;51(2):223–8. discussion 229-30

26. Mahmood I, El-Menyar A, Younis B, Ahmed K, Nabir S, Ahmed MN, Al-Yahri O, Mahmood S, Consunji R, Al-Thani H. Clinical significance and prognostic implications of quantifying pulmonary contusion volume in patients with blunt chest trauma. Med Sci Monit. 2017;23:3641–8. PMID: 28746303

27. Becher RD, Colonna AL, Enniss TM, Weaver AA, Crane DK, Martin RS, Mowery NT, Miller PR, Stitzel JD, Hoth JJ. An innovative approach to predict the development of adult respiratory distress syndrome in patients with blunt trauma. J Trauma Acute Care Surg. 2012;73(5):1229–35.

28. Leblanc D, Bouvet C, Degiovanni F, Nedelcu C, Bouhours G, Rineau E, Ridereau-Zins C, Beydon L, Lasocki S. Early lung ultrasonography predicts the occurrence of acute respiratory

distress syndrome in blunt trauma patients. Intensive Care Med. 2014;40(10):1468–74. https://doi.org/10.1007/s00134-014-3382-9.

29. Volpicelli G, Elbarbary M, Blaivas M, Lichtenstein DA, Mathis G, Kirkpatrick AW, Melniker L, Gargani L, Noble VE, Via G, Dean A, Tsung JW, Soldati G, Copetti R, Bouhemad B, Reissig A, Agricola E, Rouby JJ, Arbelot C, Liteplo A, Sargsyan A, Silva F, Hoppmann R, Breitkreutz R, Seibel A, Neri L, Storti E, Petrovic T. International evidence-based recommendations for point-of-care lung ultrasound. Intensive Care Med. 2012;38:577–91.

30. ARDS Definition Task Force, Ranieri VM, Rubenfeld GD, Thompson BT, Ferguson ND, Caldwell E, Fan E, Camporota L, Slutsky AS. Acute respiratory distress syndrome: the berlin definition. JAMA. 2012;307(23):2526–33.

第 **7** 章

肋骨骨折和肺挫伤对肺功能测试的影响

Abraham Sonny, Richard M. Pino

　　肋骨骨折和肺挫伤是胸部钝性伤的常见并发症。了解这些损伤的病理生理学变化及可能影响肺功能的因素,对于明确这些创伤患者的治疗措施和预后至关重要。

　　本章将回顾肋骨骨折和肺挫伤对肺功能测试(PFT)的近期和远期影响,我们将详细分析 PFT 在胸部创伤危险分层中的作用。

病理生理学

　　3 根或 3 根以上肋骨发生 2 处或 2 处以上骨折,无论是否合并胸骨骨折,当形成浮动节段时,即称为连枷胸。这种情况通常继发于胸部钝性损伤。在临床上,可以发现胸壁的部分区域出现与呼吸相关联的矛盾运动,称为机械连枷。如果没有出现与呼吸相关联的胸壁矛盾运动,则称为影像学连枷。

　　在自主呼吸的患者中, 吸气时膈肌收缩和肋间肌收缩引起胸壁向上、向外运动所产生的胸膜内负压是肺扩张所必需的。然而,胸壁的连枷节段运动仅需依靠胸膜腔内的压力,因此在吸气和呼气时出现相反的运动(图7.1)。吸气时胸壁扩张,连枷节段向胸腔内运动,从而减少潮气量(Vt)和肺活量(VC)。相反,呼气时胸壁的连枷节段向外膨出,形成一个无法完全呼

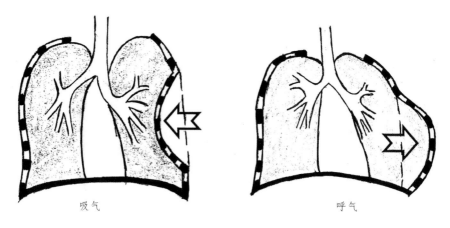

吸气　　　　　　　　　　　　　　呼气

图 7.1　连枷胸影响肺功能的机制。

气的肺区域,进而减少了呼气量,并可能导致肺活量减少。这种异常和无效的呼吸运动增加了呼吸做功。此外,即使在没有连枷胸形成的情况下,肋骨骨折引起的疼痛也可限制患者的呼吸,从而对肺功能产生不利影响,这种影响也取决于肋骨骨折的数量和疼痛控制的效果。

在 20 世纪 60 年代以前,连枷胸胸壁的反常运动被认为是胸部创伤后肺部损伤的主要原因。基于这个假设,治疗的主要目的是减少胸壁的矛盾运动。随后的研究表明,造成胸外伤后呼吸系统损害的主要原因是潜在的肺挫伤而非连枷胸[1]。肺挫伤是胸壁创伤造成的直接挫伤(包括肺撕裂伤)。肺挫伤导致血浆和血液外渗进入肺泡,导致肺水肿的发生。肺水肿降低了肺顺应性,增加了肺内分流(流经不通气或塌陷的肺泡的血流比例增加),导致通气血流比例失调,使得肺泡-动脉(A-a)梯度升高,造成肺内氧弥散障碍。

肺挫伤也可能发生在远离创伤部位的未直接受损的肺。单侧钝性胸部创伤的猪模型显示,初始损伤后几小时,同侧和对侧未直接受损的肺均出现了非心源性肺水肿[2,3]。这可能是毛细血管延迟性渗漏导致的进行性继发性炎症反应的结果[3]。上述研究支持了胸部创伤可能导致不同程度的肺水肿的观点,在严重肺水肿的情况下,可能发展为急性呼吸窘迫综合征(ARDS)。Miller 等人对患者入院时的肺进行 CT 三维重建,按照肺挫伤体积占总肺体积的百分比进行分类。他们发现,在挫伤体积超过总肺体积

20%的患者中,超过 3/4 的患者最终发展为急性呼吸窘迫综合征[4]。

胸部创伤引起的肺水肿和肺不张可能导致肺内分流和(或)通气/灌注(V/Q)比例不匹配,临床上表现为低氧血症性呼吸衰竭。这种由 V/Q 比例不匹配引起的低氧血症会随着吸氧浓度的增加而改善,而分流所致的低氧血症则不会改善。事实是,在肺部创伤中可能合并存在这两个病理过程。已经证明,肺挫伤区域肺血管阻力增加,流经挫伤肺的血流减少,导致 V/Q 比例不匹配[5]。而其他研究表明,肺血管阻力并不受连枷胸的影响[6]。Batchinsky 等使用 CT 和多种惰性气体消除技术来评估猪胸部钝性损伤模型中不同肺区域的通气和灌注,虽然 V/Q 比例不匹配对肺挫伤后低氧血症有一定影响,但他们的研究表明,分流才是肺挫伤后低氧血症的主要原因[7]。

急性期影响

在理论上,肺挫伤和连枷胸都可能会对肺功能产生限制性影响,但是关于胸部创伤对肺功能直接影响的文献很少。胸部创伤发生后立即评估肺功能充满了各种限制和挑战。完成可靠且完整的肺功能检查的先决条件是患者的配合程度。特别是对于受伤严重的患者,因为通常需要对其使用镇静剂和机械通气,肺功能检查是具有挑战性的。伴有头部、腹部、骨科创伤及烧伤的情况会显著影响肺功能的评估。下文将详细阐述在这些限制性条件下有关胸部创伤急性期肺功能的文献。

研究人员发现,胸外伤发生后不久,肺活量(VC)明显减少[8-10]。Bakhos 等人评估了 38 例年龄在 65 岁以上的老年患者发生胸部创伤后 48 小时内的情况,发现 VC 平均值降低到预测值的 40%[8]。Kishikawa 等人对 18 例患者进行了一项小型但设计巧妙的前瞻性研究,以阐明肺挫伤和连枷胸对肺功能测试的独立影响[10]。他们根据是否存在肺挫伤和连枷胸将患者分成不同组进行分析,受伤后 2 周,患者的肺活量降低到预测值的 50%~60%,损伤后 4 个月随访时发现,存在肺挫伤组的 VC 稍低于无肺挫伤组(未达到统计学差异),存在连枷胸组的 VC 明显低于无连枷胸组(但都可在 4 个月后恢复至正常范围),文献认为发生胸部创伤后肺活量的减少并不是由肺挫伤或连枷胸独立影响的。

肋骨骨折引起的疼痛控制不佳和胸壁连枷节段引起的反常运动也可

导致 VC 减少。肺挫伤引起的肺水肿和肺不张降低了肺顺应性，导致限制性呼吸功能障碍，从而减少了肺活量。由于大多数评估胸部创伤的研究排除了需要机械通气的严重创伤患者，因此文献中肺活量减少的严重程度可能被低估。

功能残气量（FRC）下降通常见于限制性肺疾病患者，而阻塞性肺疾病患者的功能残气量增加。Kishikawa 等人[10]采用复合呼吸氮冲洗法测量胸外伤发生后 2 周的功能残气量，发现发生胸外伤后功能残气量总体降低到预测值的 50%~60%，而肺挫伤患者的功能残气量下降幅度大于未合并肺挫伤的患者，考虑是因为肺挫伤引起的肺不张和肺水肿可能会显著减少肺的残余体积，从而影响功能残气量。这些研究者通过检测患者在受伤后 2 周的 1 秒用力呼气量（FEV1）来评估阻塞性肺疾病的存在，与功能残气量和肺活量显著下降不同的是，平均 FEV1 仅表现为轻度下降（预测值的 80%）。

基于肺功能测试的风险分层

除了用于研究胸部创伤的病理生理学，肺功能测试（PFT）还被用来量化损伤的严重程度和预测不良预后。由于在创伤发生后不久难以实现全面的肺功能测试，因此大多数研究者使用的测试是由临床医生或呼吸治疗师在床边轻松完成的测试。

Carver 等人进行了一项大规模临床研究，共纳入 600 多例胸部外伤患者，在受伤 48 小时内使用 Wright Mark 8 呼吸测定计（nSpire Health, Inc.,科罗拉多州朗蒙特）在床边测定 VC，该研究将肺部并发症定义为因需要入住重症监护病房、气管插管、肺炎、依赖家庭氧疗或因肺部原因再次入院。研究发现，VC 每减少 10%，肺部并发症发生率增加 36%。更为重要的是，VC 低于预测值的 30% 是发生肺部并发症的一个强有力的独立预测因子，而不受肺部损伤的严重程度、年龄、肋骨骨折数量和其他并发症的影响[9]。

Bakhos 及其同事评估了 38 例老年钝性胸外伤者在受伤后 48 小时内的情况，发现 VC 和 VC 预测百分比下降都与住院时间延长密切相关。此外，VC 的恢复也与出院后前往康复治疗中心继续治疗相关[8]。因为简单易行,可以应用床边 VC 测定进行早期风险分层,有助于更好地对可能因疾病进展出现呼吸功能失代偿的患者进行分诊和密切监测。与不良预后独立相关的其他因素还包括:年龄、损伤严重程度评分、肋骨骨折数量、对机械通气的依赖性,以及慢性阻塞性肺疾病[8,9]。

其他已被评估的可用于胸部创伤患者床旁测试的风险分层因素还包括激励肺活量和呼气流量峰值。激励肺活量已被证明与 VC 密切相关[11],而呼气流量峰值则受到阻塞性肺疾病的影响。激励肺活量计因价格便宜而被广泛应用于外科。Butts 等人进行了一项针对 99 例钝性胸外伤患者的前瞻性研究,他们发现入院时的激励肺活量与住院期间的机械通气需求相关[12]。2/3 的激励肺活量容积<1L 的患者需要进行有创或无创机械通气。研究显示,呼气流量峰值与呼吸衰竭无明显关联[12]。得出这个结论并不意外,因为胸外伤患者的肺功能测试并未显示任何阻塞性肺疾病存在的证据[10]。

长期影响

了解胸部钝性伤对肺功能的影响, 将有助于评估长期残疾的可能,以及监测可能改善预后的干预措施。一些调查评估了患者受伤后几个月的恢复情况,而另一些调查则评估了患者受伤后几年的恢复情况。

胸部创伤患者出院后的几周内,可观察到肺功能明显下降。Livingston 等前瞻性地评估了 28 例钝性伤患者出院 2 周后的 VC,仍然只有预测值的 40%~50%。随后进行了持续多年、间隔 3~6 个月的随访,在受伤后的 4~6 个月,大多数患者的肺功能明显改善,但有些患者则恢复较慢。在受伤后 4 个月,大多数患者的肺活量可提高到预测值的 65%~90%[13]。

Kishikawa 等试图找出与肺功能恢复较慢和肺通气长期减少的相关因素。他们对 18 例钝性胸部创伤患者进行了 6 个月的随访,期间进行了 5 次 PFT。图 7.2 显示了基于 X 线诊断的肺挫伤和(或)连枷胸分组的 FRC 恢复的差异。研究发现,对于没有肺挫伤的患者,无论是否合并连枷胸导致的胸壁畸形,其 FRC 可恢复到接近正常水平。另一方面,肺挫伤患者的 FRC 在受伤后 6 个月持续降低,在损伤后的数月至数年,通过 CT 扫描可以看到肺挫伤区域的肺组织发生纤维化改变[10]。

研究人员利用 PFT 评价胸部创伤患者多年后肺功能的恢复情况。

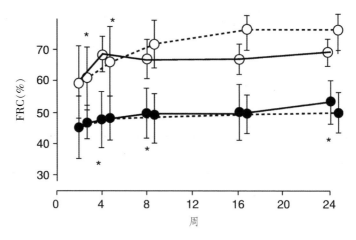

图 7.2 图中显示了在严重胸外伤发生后 2 周至 6 个月的功能残气量的预测百分比。实心圆和实线表示肺挫伤和连枷胸（PC＋FC＋）。类似的实心圆和虚线表示 PC＋FC－；空心圆和实线表示 PC－FC＋；空心圆和虚线表示 PC－FC－。无论是否存在连枷胸，肺挫伤患者（PC＋FC＋和 PC＋FC－）在受伤 6 个月时的 FRC 低于不合并肺挫伤组（PC－FC＋和 PC－FC－）。FRC，功能残气量[10]。（Adapted from Kishikawa M et al. Pulmonary contusion causes long-term respiratory dysfunction）

Livingston 等每 3~6 个月对胸部创伤患者进行一次 PFT，直到其肺功能稳定，观察发现在受伤后 12~24 个月，肺功能参数恢复至正常，这一发现也得到了 Amital 等的研究的支持。Amital 等评估了 13 例在严重胸部创伤中幸存的患者（严重胸部创伤的定义是存在肺挫伤、多发性肋骨骨折或血气胸），通过对 13 例患者伤后 1~4 年进行全面的 PFT 发现，患者 FEV1、VC、总肺容量和残气量均恢复到受伤前的 80% 以上。与预期一致的是，吸烟患者的 FEV1 更低。在创伤后需要机械通气的患者中，FEV1 有下降的趋势。通过测量一氧化碳弥散能力，评估肺挫伤及其引起的肺纤维化对弥散功能的影响，结果发现若在患者伤后进行 PFT，当弥散功能达到正常值的 80% 以上时，提示这些患者的生理功能恢复良好[14]。

　　Svennevig 等研究了 24 例严重肺挫伤和多发性肋骨骨折的患者，测量了 VC、FEV1、功能残气量、总肺活量、残气量和一氧化碳弥散功能，发现大多数患者的预测值超过 80%，创伤后需要机械通气的患者的最大分钟通气量较低，提示有功能下降的趋势[15]。值得注意的是，该研究是在以低潮气量通气作为预防急性肺损伤的措施应用之前进行的。

　　据报道,严重胸部创伤患者在受伤数年后仍出现呼吸系统症状,包括呼吸困难[16]。这些主观症状似乎与 PFT 的客观结果无关[15]。表7.1 总结了目前研究的严重胸外伤后肺功能恢复情况。虽然研究数据显示,胸部创伤后出现永久性的肺功能障碍比较罕见,但仍需要在一定的背景下加以解释。例如,在 Amital 等和 Svennevig 等的研究中,患者的平均年龄分别为 45 岁和 48 岁[14,15],由于研究中老年患者数据不足,研究结论尚不能外推到老年创伤患者。目前尚不清楚受伤前即存在的肺部基础疾病是否会影响胸外伤患者的长期恢复情况。

表 7.1　严重胸部钝性伤后患者肺功能恢复时间点

时间点	入院时	出院后两周	4~6 个月	>1 年
肺活量	50%~60%	40%~50%	65%~90%	>80%
功能残气量	50%~60%		50%~70%	>80%
FEV1	80%	50%~80%		>80%
DLCO				>80%

DLCO,一氧化碳弥散量;FEV1,1 秒用力呼气量[10,13 - 15]。

结论

　　严重的胸部创伤会导致明显的肺功能受损,主要是导致限制性呼吸功能障碍。除了需要深入了解胸部创伤的病理生理学之外,床旁肺功能测试还可以作为一种有价值的风险分层工具。虽然大多数幸存患者的 PFT 结果显示其几乎完全恢复,但在恢复过程中这些肺损伤的影响并不十分清楚。

参考文献

1. Reid JM, Baird WL. Crushed chest injury: some physiological disturbances and their correction. Br Med J. 1965;1:1105–9.
2. Hellinger A, Konerding MA, Malkusch W, Obertacke U, Redl H, Bruch J, et al. Does lung contusion affect both the traumatized and the noninjured lung parenchyma? A morphological and morphometric study in the pig. J Trauma. 1995;39:712–9.
3. Davis KA, Fabian TC, Croce MA, Proctor KG. Prostanoids: early mediators in the secondary injury that develops after unilateral pulmonary contusion. J Trauma. 1999;46:824–31. discussion 831-822
4. Miller PR, Croce MA, Bee TK, Qaisi WG, Smith CP, Collins GL, et al. Ards after pulmonary contusion: accurate measurement of contusion volume identifies high-risk patients. J Trauma. 2001;51:223–8. discussion 229–230
5. Fulton RL, Peter ET. Physiologic effects of fluid therapy after pulmonary contusion. Am J Surg. 1973;126:773–7.
6. Craven KD, Oppenheimer L, Wood LD. Effects of contusion and flail chest on pulmonary perfusion and oxygen exchange. J Appl Physiol Respir Environ Exerc Physiol. 1979;47: 729–37.
7. Batchinsky AI, Jordan BS, Necsoiu C, Dubick MA, Cancio LC. Dynamic changes in shunt and ventilation-perfusion mismatch following experimental pulmonary contusion. Shock. 2010;33:419–25.
8. Bakhos C, O'Connor J, Kyriakides T, Abou-Nukta F, Bonadies J. Vital capacity as a predictor of outcome in elderly patients with rib fractures. J Trauma. 2006;61:131–4.
9. Carver TW, Milia DJ, Somberg C, Brasel K, Paul J. Vital capacity helps predict pulmonary complications after rib fractures. J Trauma Acute Care Surg. 2015;79:413–6.
10. Kishikawa M, Yoshioka T, Shimazu T, Sugimoto H, Yoshioka T, Sugimoto T. Pulmonary contusion causes long-term respiratory dysfunction with decreased functional residual capacity. J Trauma. 1991;31:1203–8. discussion 1208–1210
11. Pinheiro AC, Novais MC, Neto MG, Rodrigues MV, de Souza Rodrigues E Jr, Aras R Jr, et al. Estimation of lung vital capacity before and after coronary artery bypass grafting surgery: a comparison of incentive spirometer and ventilometry. J Cardiothorac Surg. 2011;6:70.
12. Butts CA, Brady JJ 3rd, Wilhelm S, Castor L, Sherwood A, McCall A, et al. Do simple beside lung function tests predict morbidity after rib fractures? Am J Surg. 2017;213:473–7.
13. Livingston DH, Richardson JD. Pulmonary disability after severe blunt chest trauma. J Trauma. 1990;30:562–566; discussion 566-567.
14. Amital A, Shitrit D, Fox BD, Raviv Y, Fuks L, Terner I, et al. Long-term pulmonary function after recovery from pulmonary contusion due to blunt chest trauma. Isr Med Assoc J. 2009;11:673–6.
15. Svennevig JL, Vaage J, Westheim A, Hafsahl G, Refsum HE. Late sequelae of lung contusion. Injury. 1989;20:253–6.
16. Beal SL, Oreskovich MR. Long-term disability associated with flail chest injury. Am J Surg. 1985;150:324–6.

第 **8** 章

肋骨固定术的适应证

Tiffany Zens, Krista Haines, Suresh Agarwal

肋骨固定术指南

虽然有关肋骨固定术的研究再次兴起,该领域的技术不断发展,但外科医生仍未充分将肋骨固定术用于治疗严重胸外伤患者[1]。原因之一是目前没有绝对的或临床普遍接受的肋骨固定术适应证,同时适应证的证据质量存在显著差异[2]。肋骨固定术的主要目的是通过改善呼吸力学、减轻疼痛和防止与严重胸壁畸形相关的限制性肺病理改变来缩短呼吸支持的时间和降低其强度。对肋骨固定术持怀疑态度的人认为,目前有关肋骨固定术益处的证据仅仅是基于 3 个小型随机对照研究(RCT)、个别前瞻性研究和数项回顾性研究;其次,肋骨固定术后的远期结果仍是未知的[4];最后,由于既往的研究大多以连枷胸患者为研究对象,没有只包含非连枷胸患者或亚组分析的相关研究,因此很难区分具有特定肋骨骨折模式患者的预后[5]。

最近,美国东部创伤外科学会(EAST)发布了实践指南,明确了对胸部创伤患者行肋骨固定术的适应证[5]。EAST 指南指出:"对于钝性伤后出现连枷胸的成年患者,我们在有条件的情况下建议进行肋骨切开复位内固定手术,以降低死亡率,减少机械通气时间、重症监护病房(ICU)住院时间(LOS)和总住院时间,降低肺炎发生率和气管切开比例。根据现有可获得的证据,目前我们还无法提供关于疼痛控制的建议。对于发生钝性伤的成年非连枷胸肋骨骨折患者,我们凭借目前可获得的证据不能提供任何建议[5]。

本章的主要目的是评估肋骨固定术的适应证和支持这些建议的证据级别。表 8.1 总结了相关文献中讨论过的肋骨固定术的适应证和对应的证据级别。

肋骨固定术的适应证:解剖学因素

连枷胸

连枷胸是目前最常见、也是证据支持最多的肋骨固定术的适应证[6]。对于需要机械通气的连枷胸患者,进行肋骨固定术得到了广泛认可。但是,最近在对 405 名外科医生的调查中发现,对于把不需要机械通气的连枷胸作为肋骨固定术的适应证,只有 8% 的医生提出赞同[7]。大约 6% 的胸部创伤患者出现连枷胸[8-10]。连枷胸的定义为:由 3 根或 3 根以上的肋骨,每根肋

表 8.1　肋骨固定适应证

支持等级	适应证
有强有力证据支持的适应证	• 连枷胸伴机械通气且无潜在肺挫伤的患者
• 与 EAST 实践指南一致	
• 小型 RCT 结果支持	
• 荟萃分析结果证实了获益	
中等证据支持的适应证	• 胸壁畸形
• 与专家意见一致	• 有症状的肋骨骨折不愈合
• 由小型 RCT、回顾性研究、病例系列	• 急性肺疝
研究或病例-对照研究试验结果支持	• 无法脱离机械通气的严重胸壁创伤患者
	• 严重胸壁创伤伴呼吸力学差的患者
	• 急性疼痛控制
	• 改善慢性疼痛或减少长期失能
	• 其他开胸手术的适应证
支持适应证的证据不足	• 开放性肋骨骨折
• 由文献中作者个人提出的适应证	• 肋骨骨折数量阈值
• 由病例报道的结果支持	• 严重移位的肋骨骨折
• 理论上的获益	• 患者的年龄

骨又包含 2 处或以上骨折所导致的局部胸壁节段丧失功能。连枷胸导致的胸壁反常运动可引起潮气量降低、肺泡塌陷和动静脉分流，并可导致肺炎、机械通气时间延长和死亡等并发症[12]。

对于连枷胸患者，文献和 EAST 指南均支持进行肋骨固定术[5,13]。这些证据主要来自 3 个 RCT 和一些现有数据的荟萃分析。Tanaka 等人开展的第一个 RCT 研究纳入了 37 例患者，研究结果证实，对连枷胸患者采取手术固定治疗，机械通气天数减少（$P<0.05$），肺炎发生率降低（$P<0.05$），ICU 住院天数减少（$P<0.05$），医疗费用降低[12]。Granetzny 等人开展的第二项 RCT 研究纳入了 40 例连枷胸患者，结果显示接受手术固定治疗的患者机械通气时间减少（$P<0.001$），ICU 住院时间缩短（$P<0.001$），肺炎发生率降低（$P=0.014$），总住院时间缩短（$P<0.001$）[14]。Marasco 等人开展的第三项 RCT 研究纳入了 46 例连枷胸患者，研究结果显示，手术固定治疗的患者机械通气时间更短（$P=0.01$），ICU 住院时间更少（$P=0.03$）[15]。汇总这 3 项研究数据的 Cochrane 分析显示，手术固定并不能改善死亡率（RR 为 0.56，CI 为 0.13~2.42），但可以改善肺炎（RR 为 0.36，CI 为 0.15~0.85）、胸部畸形（RR 为 0.13，CI 为 0.03~0.67）和气管切开（RR 为 0.38，CI 为 0.14~1.02）的比率。此外，一些回顾性研究已经证明了连枷胸手术固定的优势，因此，连枷胸已成为文献描述中最为突出的适应证 [4,17-21]。基于该人群获益的大量数据，一些包含了前瞻性和回顾性研究结果的荟萃分析证明，肋骨固定术有助于减少机械通气时间、减少 ICU 住院时间、减少总住院时间、降低医疗成本、降低肺炎发生率，以及减少气管切开术的比例[3,5,22-24]。在 5 项荟萃分析中，有 3 项还证明了手术固定可改善死亡率[3,5,24]。

胸壁畸形

许多作者在文献中引用了明显的胸壁畸形应作为肋骨固定术的相对适应证[17,18,21,25,26]，在接受调查的外科医生中，有 58% 的医生认为将胸壁畸形作为肋骨固定术的适应证是合理的。严重移位的肋骨骨折可导致胸壁畸形，由于胸壁塌陷或胸壁生理功能丧失，从而引起胸腔容积减少。同时，胸壁畸形还会阻碍正常的肺扩张[27,28]。导致胸壁畸形的严重移位的肋骨骨折也有可能导致肺裂伤、气胸或肺疝。尽管对于达到何种程度的胸壁畸形需要进行手术干预，目前尚没有达成共识，但有研究者提出将胸壁容积减少

30%作为参考。支持将胸壁畸形作为肋骨固定术适应证的主要证据来自 Marasco 等人和 Granetzny 等人的随机对照研究,他们发现手术治疗可减少胸壁畸形的发生[14-16]。

有症状的肋骨骨折骨不连或慢性畸形愈合

一小部分严重肋骨骨折患者可发展为有症状的骨不连或慢性畸形愈合。之前没有进行固定的肋骨骨折会产生"咔嗒"声,并可能影响邻近的结构。肩胛骨弹响综合征是已经被描述的与此有关的一种情况,病例报道显示,对肋骨骨折进行延迟修复可以改善症状[29,30]。当肋骨骨折节段不能充分愈合并导致假关节和慢性疼痛时,就会出现有症状的骨不连[27,28,31-34]。当 CT 横断面成像显示损伤后 2 个月骨不连,且患者持续有症状时,很多人认为应该将此作为肋骨固定术的相对适应证[17,18,21,27,28,31-34]。尽管支持将此作为相对手术固定适应证的证据仅来源于一些系列病例及个案报道中令人鼓舞的结果,但在 Mayberry 等人的调查中,26%的外科医生认为,纤维性骨不连是进行肋骨固定术的指征[7,31-33]。令人遗憾的是,目前还没有这方面的随机试验或前瞻性的观察研究。

开放性肋骨骨折

虽然目前还没有公开的数据支持在开放性骨折病例中使用肋骨固定术,但一些作者认为其是相对适应证。他们将开放性骨折管理的标准原则作为本建议的依据[2,4]。值得注意的是,在开放性肋骨骨折的病例中,考虑到伤口的污染,应用可吸收钢板和可吸收缝线环扎固定肋骨骨折可能会更为合适,从而可以减少骨髓炎和植入物感染的风险[4]。

急性肺疝

急性肺疝是严重钝性胸外伤的一种罕见并发症,是由肺通过胸壁缺损突出到胸腔外形成。尽管有文献报道对肺疝可以采取保守治疗[35],但考虑到可能合并急性肺嵌顿或肺扭转等严重并发症,手术干预仍然是首选的治疗方式。许多专家支持急性肺疝是肋骨固定术的相对适应证[4,18,25]。肋间肌缺损可通过固定肋骨骨折并缝合拉紧相邻肋骨来闭合缺损[4]。在 Mayberry 等人的调查中,58%的外科医生认为,肺疝是肋骨固定术的合理适应证[7]。

肋骨骨折或严重移位性骨折的数量

文献已经充分证明,肋骨骨折的数量与并发症的发生率和死亡率增加有直接的关系[36]。事实上,Flagel 等人的一项研究指出,肋骨骨折超过 4 根患者的死亡率为 10%,而肋骨骨折超过 8 根患者的死亡率为 34%。此外,多发性肋骨骨折对并发症发病率和死亡率的影响在老年创伤患者中更为明显[37-41]。严重移位的肋骨骨折与肺部并发症发生率较高有关。基于这些研究,一些作者提出肋骨骨折的数量或骨折移位的程度可以作为肋骨固定术的相对适应证[6,12,20,43]。例如,严重移位性骨折的肋骨数量≥3 根[20],或数量在 4 根以上[6],或数量在 6 根以上[12]作为肋骨固定术的适应证都有报道。不幸的是,文献中没有证据支持将骨折数量或移位程度作为独立的肋骨固定术的指征。在 Mayberry 等人的调查中,27%的受访者认为,肋骨骨折移位程度超过 1 根肋骨的宽度可以作为肋骨固定术的指征[7]。

肋骨固定术的适应证:生理因素

撤离呼吸机失败

除了解剖学上的考虑,一些作者提出了对严重胸部创伤患者进行肋骨固定术的生理适应证。其中最常见的就是无法脱离机械通气[17,20,25,43-45]。遗憾的是,对于在什么时机进行肋骨固定术,以帮助患者撤离呼吸机,目前还没有共识。在 Tanaka 等人的 RCT 中,患者在机械通气 5 天后进行手术治疗[12]。相比之下,Marasco 等人和 Granetzny 等人的 RCT 则在创伤发生后 48 小时内进行手术治疗[14,15]。在 Mayberry 等人的调查中,34%的受访者认为,手术固定时机应为连枷胸患者机械通气 7 天后仍然无法撤机,29%的受访者认为,应该选择在连枷胸患者机械通气 14 天后仍然无法撤离呼吸机时考虑行肋骨固定术[7]。很多研究发现,与保守治疗相比,手术固定可以减少机械通气时间,降低气管切开比例[12,17,43,44],这些证据都支持将难以脱离呼吸机作为肋骨固定术的适应证。Doben 等人的一项研究表明,接受肋骨固定术的患者的机械通气中位时间为 1.5 天[45]。此外,3 项 RCT 中有 2 项都显示了接受手术固定的患者需要的机械通气天数更少[12,14]。

肺力学差

此外,有一些学者提出,可以将 PFT 测得的肺力学差作为肋骨固定术的适应证[12,14,22]。遗憾的是,考虑到对危重症患者和机械通气患者进行 PFT 是很困难的,并且对于手术干预的确切 PFT 阈值目前还没有一致的意见。支持这一做法的数据来自几项研究,在这些研究中,肋骨固定术后患者的 PFT 得到改善,尤其表现在与限制性通气有关的用力肺活量和总肺活量改善[14,22]。此外,Tanaka 等人和 Granetzny 等人的 RCT 表明,连枷胸患者接受手术治疗后,肺功能得到了改善;但 Marasco 等人的 RCT 却未能显示这一结果[12,14,15]。

肋骨固定术的适应证:生活质量

疼痛控制

急性疼痛管理是肋骨骨折治疗的主要内容之一。胸壁疼痛可以通过多种治疗方式进行控制,包括使用硬膜外或椎旁导管麻醉、氯胺酮、非甾体抗炎药、对乙酰氨基酚、局部疼痛贴剂、经皮神经电刺激剂和阿片类药物[46]。肋骨骨折引起的疼痛可导致肋间肌固定和肺不张。此外,Fabricant 等人的研究发现,肋骨骨折后急性疼痛的程度是预测损伤后慢性疼痛最有价值的因素之一[47]。因此,一些作者提出,经最大限度的医疗处理后仍然存在难以忍受的疼痛可以作为肋骨固定术的相对适应证[12,17,18,20,21,25,26,28,31,43,44]。事实上,根据 Mayberry 等人的调查,有 10% 的创伤科、骨科和胸外科医生认为,创伤后 7~10 天仍然存在持续的、控制不佳的急性疼痛是进行肋骨固定术的有效适应证[7]。对于这一观点,不同的研究结果也不一致,例如,Khandelwal 等人和 De Moya 等人的研究显示,患者在肋骨固定术后疼痛评分下降,镇痛药物的用量减少[48,49],但其他几项研究并没有得到这样的结果[15,44]。

减少远期疼痛和残疾

有几项研究调查了与严重胸部外伤相关的远期疼痛和残疾。文献显示,50%~60% 的肋骨骨折患者存在远期影响,43% 的患者不能重返全职工作。此外,患者在康复期间平均损失 70 天的工作时间[4,50-52]。肋骨骨折患者受伤后 30 天的残疾比例明显高于慢性疾病患者($P < 0.001$)。连枷胸患者的慢性症状包括长期呼吸困难、胸痛,同时伴有肺功能异常[50]。

由于这些发现,一些专家建议将慢性疼痛和残疾作为肋骨固定术的适应证[4,12,25,26,50,51,53]。事实上,Mayberry 等人的调查显示,26%的受访者认为慢性疼痛是肋骨固定术的合理适应证[7]。但支持这一指征的证据并不一致。Tanaka 等人发现, 接受手术固定的连枷胸患者更有可能在 6 个月内恢复工作($P < 0.05$)[12];Mayberry 等和 Campbell 等人的研究证实,接受肋骨固定术的患者的远期并发症发生率和疼痛程度更低[25,26]。相比之下,Marasco 等人的研究结果表明,不论选择手术固定还是保守治疗,患者的生活质量、远期肺功能检查和活动能力无显著差异[15]。

肋骨固定术适应证:其他

合并其他开胸手术的适应证

在一些情况下,胸部创伤后需要实施开胸手术,如血肿清除或肺损伤的修复。当患者病情稳定,且存在其他需要开胸的指征时,许多专家认为可以同期进行肋骨固定术[2,17,20,21,25,26]。人们认为,采取手术固定肋骨骨折,有助于改善患者的疼痛和呼吸力学状态[2]。Mayberry 等人的调查显示,18%的创伤科、骨科和胸外科医生认为,因其他指征需要行开胸手术后可以进行肋骨固定术[7]。尽管如此,关于此种情况下行肋骨固定术对患者预后影响的研究数据还非常有限。

年龄

最后一个与肋骨固定术相关的适应证是年龄。文献研究显示,老年严重胸部创伤患者的预后不如年轻患者[37-41,54]。因此,de Jong 等人的一项研究旨在明确肋骨固定术的适应证,该研究不仅纳入了连枷胸和(或)超过 4 根肋骨骨折的患者,还纳入了年龄在 45 岁或以上的患者[6]。但值得注意的是,目前还没有证据支持将年龄作为肋骨固定术的适应证,因此其仍然只是一个理论上的适应证。

肋骨固定术的禁忌证及特别注意事项

虽然肋骨固定术没有绝对禁忌证,但是术前有一些相对禁忌证和特殊情况应被纳入考虑。

骨折的位置

当术前规划时,评估肋骨骨折的位置和修复技术的可行性是非常重要的。此外,一些研究建议仅对第 3~10 肋行手术固定,考虑到第 1~2 肋和第 11~12 肋被认为对胸壁稳定性或肺力学的作用有限,一般不建议行手术固定[12,14]。

肺挫伤

是否存在肺挫伤被认为是能否进行肋骨固定术的一个重要因素。一些研究表明,对有肺挫伤的患者与无肺挫伤的患者进行肋骨固定术的益处并不相同[17,55-57]。虽然对于有潜在肺挫伤的患者进行肋骨固定术的疗效降低,但确切的生理机制尚不清楚,许多作者都认为应该把肺挫伤作为手术的相对禁忌证。Voggenreiter 等人根据是否存在连枷胸和是否存在肺挫伤将患者分为 4 组进行对比研究,得出的结论是,有肺挫伤的患者不能从肋骨固定术中获益[56]。虽然如此,但也有一些针对肺挫伤患者进行肋骨固定术的研究,并得出手术固定有益的结论,包括可以缩短机械通气时间。这些研究表明,肺挫伤的存在可能不像以前认为的那样对手术决策起重要作用[12,58,59]。为了明确肺挫伤作为肋骨固定术相对禁忌证的合理性,需要开展更多的研究。

创伤性脑损伤

创伤性脑损伤是另一个肋骨固定术的相对禁忌证,也是肋骨固定术研究常见的排除标准。考虑到脑损伤的严重程度会对患者的总体死亡率、脱离呼吸机的能力、气管切开比例以及住院时间产生重大影响,从而使得对这部分患者的疗效评价变得极其困难,因此目前尚不清楚合并创伤性脑损伤的患者能否从肋骨固定术中获益。此外,考虑到颅内压升高,这些患者可能无法耐受长时间的平卧手术[12,14,15,45,59-61]。

固定时机

最后需要考虑的是肋骨固定术的时机问题。尽管目前对于肋骨固定术的最佳时机还没有达成一致的意见,但一些研究(包括 Granetzny 和 Marasco 等人开展的 RCT 研究)的结果表明,受伤后 72 小时内进行肋骨固定术是最有效的[4,5,21,28]。虽然该领域的一项具有里程碑意义(由 Tanaka 等人开展)的随机对照研究选择在患者无法脱离机械通气的 5 天后实施手术[12],但许多作者认为,如果等到患者需要长期机械通气时再进行手术,可能会对患者造成损害,因为它掩盖了肋骨固定术在减少机械通气时间和 ICU 住院时间方面的潜在优势。此外,在伤后的最初几天很难预测哪些患者需要延长机械通气时间或者需要进行气管切开术,因此如果按照此标准进行,很难在早期决策是否进行肋骨固定术。

结论

对于胸部创伤患者,目前还没有通用的或绝对的肋骨固定术的适应证或禁忌证。目前的临床建议是基于 3 项小型随机对照研究、部分回顾性研究和一些专家共识得出的。最常见和被广泛接受的肋骨固定术的适应证是未合并肺挫伤,同时需要进行机械通气的连枷胸患者。文献中提到的其他相对适应证包括严重的胸壁畸形、有症状的肋骨骨折不愈合、急性肺疝、严重胸壁创伤患者不能脱离机械通气或肺力学不良、急性或慢性疼痛难以通过保守治疗达到有效控制,以及其他原因导致的开胸手术。外科医生应考虑手术固定的相对禁忌证,包括肋骨骨折的位置,是否存在肺挫伤或者创伤性脑损伤。

参考文献

1. Dehghan N, de Mestral C, McKee MD, Schemitsch EH, Nathens A. Flail chest injuries: a review of outcomes and treatment practices from the National Trauma Data Bank. J Trauma Acute Care Surg. 2014;76(2):462–8.
2. Lafferty PM, Anavian J, Will RE, Cole PA. Operative treatment of chest wall injuries: indications, technique, and outcomes. J Bone Joint Surg Am. 2011;93(1):97–110.
3. Swart E, Laratta J, Slobogean G, Mehta S. Operative treatment of rib fractures in flail chest injuries: a meta-analysis and cost-effectiveness analysis. J Orthop Trauma. 2017;31(2):64–70.
4. Nirula R, Mayberry JC. Rib fracture fixation: controversies and technical challenges. Am Surg. 2010;76(8):793–802.
5. Kasotakis G, Hasenboehler EA, Streib EW, et al. Operative fixation of rib fractures after blunt trauma: a practice management guideline from the eastern Association for the Surgery of trauma. J Trauma Acute Care Surg. 2017;82(3):618–26.
6. de Jong MB, Kokke MC, Hietbrink F, Leenen LP. Surgical Management of rib Fractures: strategies and literature review. Scand J Surg. 2014;103(2):120–5.
7. Mayberry JC, Ham LB, Schipper PH, Ellis TJ, Mullins RJ. Surveyed opinion of American trauma, orthopedic, and thoracic surgeons on rib and sternal fracture repair. J Trauma. 2009;66(3):875–9.
8. Kerr-Valentic MA, Arthur M, Mullins RJ, Pearson TE, Mayberry JC. Rib fracture pain and disability: can we do better? J Trauma. 2003;54(6):1058–63. discussion 1063-1054
9. Ziegler DW, Agarwal NN. The morbidity and mortality of rib fractures. J Trauma. 1994;37(6):975–9.
10. Pate JW. Chest wall injuries. Surg Clin North Am. 1989;69(1):59–70.
11. Bottlang M, Long WB, Phelan D, Fielder D, Madey SM. Surgical stabilization of flail chest injuries with MatrixRIB implants: a prospective observational study. Injury. 2013;44(2):232–8.
12. Tanaka H, Yukioka T, Yamaguti Y, et al. Surgical stabilization of internal pneumatic stabilization? A prospective randomized study of management of severe flail chest patients. J Trauma. 2002;52(4):727–32. discussion 732
13. Karev DV. Operative management of the flail chest. Wiad Lek. 1997;50(Suppl 1 Pt 2):205–8.
14. Granetzny A, Abd El-Aal M, Emam E, Shalaby A, Boseila A. Surgical versus conservative treatment of flail chest. Evaluation of the pulmonary status. Interact Cardiovasc Thorac Surg. 2005;4(6):583–7.
15. Marasco SF, Davies AR, Cooper J, et al. Prospective randomized controlled trial of operative rib fixation in traumatic flail chest. J Am Coll Surg. 2013;216(5):924–32.
16. Cataneo AJ, Cataneo DC, de Oliveira FH, Arruda KA, El Dib R, de Oliveira Carvalho PE. Surgical versus nonsurgical interventions for flail chest. Cochrane Database Syst Rev. 2015;7:CD009919.
17. Nirula R, Allen B, Layman R, Falimirski ME, Somberg LB. Rib fracture stabilization in patients sustaining blunt chest injury. Am Surg. 2006;72(4):307–9.
18. Mayberry JC, Kroeker AD, Ham LB, Mullins RJ, Trunkey DD. Long-term morbidity, pain, and disability after repair of severe chest wall injuries. Am Surg. 2009;75(5):389–94.
19. Wu WM, Yang Y, Gao ZL, Zhao TC, He WW. Which is better to multiple rib fractures, surgical treatment or conservative treatment? Int J Clin Exp Med. 2015;8(5):7930–6.
20. Mitchell JD. Blunt chest trauma: is there a place for rib stabilization? J Thorac Dis. 2017;9(Suppl 3):S211–7.
21. Senekjian L, Nirula R. Rib fracture fixation: Indications and Outcomes. Crit Care Clin. 2017;33(1):153–65.
22. Coughlin TA, Ng JW, Rollins KE, Forward DP, Ollivere BJ. Management of rib fractures in traumatic flail chest: a meta-analysis of randomised controlled trials. Bone Joint J. 2016;98-B(8):1119–25.

23. Schuurmans J, Goslings JC, Schepers T. Operative management versus non-operative management of rib fractures in flail chest injuries: a systematic review. Eur J Trauma Emerg Surg. 2017;43(2):163–8.

24. Leinicke JA, Elmore L, Freeman BD, Colditz GA. Operative management of rib fractures in the setting of flail chest: a systematic review and meta-analysis. Ann Surg. 2013;258(6):914–21.

25. Mayberry JC, Terhes JT, Ellis TJ, Wanek S, Mullins RJ. Absorbable plates for rib fracture repair: preliminary experience. J Trauma. 2003;55(5):835–9.

26. Campbell N, Conaglen P, Martin K, Antippa P. Surgical stabilization of rib fractures using inion OTPS wraps--techniques and quality of life follow-up. J Trauma. 2009;67(3):596–601.

27. Nirula R, Diaz JJ, Trunkey DD, Mayberry JC. Rib fracture repair: indications, technical issues, and future directions. World J Surg. 2009;33(1):14–22.

28. Fowler TT, Taylor BC, Bellino MJ, Althausen PL. Surgical treatment of flail chest and rib fractures. J Am Acad Orthop Surg. 2014;22(12):751–60.

29. Slater MS, Mayberry JC, Trunkey DD. Operative stabilization of a flail chest six years after injury. Ann Thorac Surg. 2001;72(2):600–1.

30. Morgan-Jones RL, Mackie IG. Non-union of a fracture of the 8th rib. Injury. 1996;27(2):147–8.

31. Ten Duis K, IJpma FF. Surgical treatment of snapping scapula syndrome due to Malunion of rib fractures. Ann Thorac Surg. 2017;103(2):e143–4.

32. Takahara K, Uchiyama S, Nakagawa H, Kamimura M, Ohashi M, Miyasaka T. Snapping scapula syndrome due to malunion of rib fractures: a case report. J Shoulder Elb Surg. 2004;13(1):95–8.

33. Cacchione RN, Richardson JD, Seligson D. Painful nonunion of multiple rib fractures managed by operative stabilization. J Trauma. 2000;48(2):319–21.

34. Richardson JD, Franklin GA, Heffley S, Seligson D. Operative fixation of chest wall fractures: an underused procedure? Am Surg. 2007;73(6):591–6. discussion 596-597

35. François B, Desachy A, Cornu E, Ostyn E, Niquet L, Vignon P. Traumatic pulmonary hernia: surgical versus conservative management. J Trauma. 1998;44(1):217–9.

36. Sirmali M, Türüt H, Topçu S, et al. A comprehensive analysis of traumatic rib fractures: morbidity, mortality and management. Eur J Cardiothorac Surg. 2003;24(1):133–8.

37. Flagel BT, Luchette FA, Reed RL, et al. Half-a-dozen ribs: the breakpoint for mortality. Surgery. 2005;138(4):717–23. discussion 723-715

38. Holcomb JB, McMullin NR, Kozar RA, Lygas MH, Moore FA. Morbidity from rib fractures increases after age 45. J Am Coll Surg. 2003;196(4):549–55.

39. Todd SR, McNally MM, Holcomb JB, et al. A multidisciplinary clinical pathway decreases rib fracture-associated infectious morbidity and mortality in high-risk trauma patients. Am J Surg. 2006;192(6):806–11.

40. Kent R, Woods W, Bostrom O. Fatality risk and the presence of rib fractures. Ann Adv Automot Med. 2008;52:73–82.

41. Shulzhenko NO, Zens TJ, Beems MV, et al. Number of rib fractures thresholds independently predict worse outcomes in older patients with blunt trauma. Surgery. 2017;161(4):1083–9.

42. Chien CY, Chen YH, Han ST, Blaney GN, Huang TS, Chen KF. The number of displaced rib fractures is more predictive for complications in chest trauma patients. Scand J Trauma Resusc Emerg Med. 2017;25(1):19.

43. Majercik S, Wilson E, Gardner S, Granger S, VanBoerum DH, White TW. In-hospital outcomes and costs of surgical stabilization versus nonoperative management of severe rib fractures. J Trauma Acute Care Surg. 2015;79(4):533–538; discussion 538-539.

44. Pieracci FM, Lin Y, Rodil M, et al. A prospective, controlled clinical evaluation of surgical stabilization of severe rib fractures. J Trauma Acute Care Surg. 2016;80(2):187–94.

45. Doben AR, Eriksson EA, Denlinger CE, et al. Surgical rib fixation for flail chest deformity improves liberation from mechanical ventilation. J Crit Care. 2014;29(1):139–43.

46. Karmakar MK, Ho AM. Acute pain management of patients with multiple fractured ribs. J Trauma. 2003;54(3):615–25.

47. Fabricant L, Ham B, Mullins R, Mayberry J. Prolonged pain and disability are common after rib fractures. Am J Surg. 2013;205(5):511–5. discussion 515-516

48. de Moya M, Bramos T, Agarwal S, et al. Pain as an indication for rib fixation: a bi-institutional pilot study. J Trauma. 2011;71(6):1750–4.

49. Khandelwal G, Mathur RK, Shukla S, Maheshwari A. A prospective single center study to assess the impact of surgical stabilization in patients with rib fracture. Int J Surg. 2011;9(6):478–81.

50. Landercasper J, Cogbill TH, Lindesmith LA. Long-term disability after flail chest injury. J Trauma. 1984;24(5):410–4.

51. Beal SL, Oreskovich MR. Long-term disability associated with flail chest injury. Am J Surg. 1985;150(3):324–6.

52. Bhatnagar A, Mayberry J, Nirula R. Rib fracture fixation for flail chest: what is the benefit? J Am Coll Surg. 2012;215(2):201–5.

53. Mouton WLD, Furrer M, Regli B, Ris HB. Long-term follow-up of patients with operative stabilization of a flail chest. Thorac Cardiovasc Surg. 1997;45:242–4.

54. Jones KM, Reed RL, Luchette FA. The ribs or not the ribs: which influences mortality? Am J Surg. 2011;202(5):598–604.

55. Ahmed Z, Mohyuddin Z. Management of flail chest injury: internal fixation versus endotracheal intubation and ventilation. J Thorac Cardiovasc Surg. 1995;110(6):1676–80.

56. Voggenreiter G, Neudeck F, Aufmkolk M, Obertacke U, Schmit-Neuerburg KP. Operative chest wall stabilization in flail chest--outcomes of patients with or without pulmonary contusion. J Am Coll Surg. 1998;187(2):130–8.

57. Kishikawa M, Yoshioka T, Shimazu T, Sugimoto H, Sugimoto T. Pulmonary contusion causes long-term respiratory dysfunction with decreased functional residual capacity. J Trauma. 1991;31(9):1203–1208; discussion 1208-1210.

58. Zhang Y, Tang X, Xie H, Wang RL. Comparison of surgical fixation and nonsurgical management of flail chest and pulmonary contusion. Am J Emerg Med. 2015;33(7):937–40.

59. Althausen PL, Shannon S, Watts C, et al. Early surgical stabilization of flail chest with locked plate fixation. J Orthop Trauma. 2011;25(11):641–7.

60. Solberg BD, Moon CN, Nissim AA, Wilson MT, Margulies DR. Treatment of chest wall implosion injuries without thoracotomy: technique and clinical outcomes. J Trauma. 2009;67(1):8–13. discussion 13

61. Xu JQ, Qiu PL, Yu RG, Gong SR, Ye Y, Shang XL. Better short-term efficacy of treating severe flail chest with internal fixation surgery compared with conservative treatments. Eur J Med Res. 2015;20:55.

第 9 章

滑脱性肋骨综合征及其他胸壁疼痛的原因

Marisa Gasparri, Mario Gasparri

　　胸痛是最常见的就医原因之一，有数据显示，20%~40%的人群在一生中会出现胸痛症状[1]。2013 年，有 600 万人次因非创伤性胸痛而前往急诊室就医[2]。在所有前往初级保健门诊的患者中，1.5%的患者因胸痛而就诊[3,4]。胸痛作为严重的心血管疾病的外在表现而备受关注，但依据急诊或门诊的就诊情况来看，高达 80%的患者的胸痛源自"良性"病因。对于这些"良性"病因，有半数会被归类为"胸壁综合征"，这是一个涵盖了所有引起肌肉骨骼疼痛原因的广义术语[3,5]。即使严重的、危及生命的心血管疾病原因被排除，患者仍然长期存在胸痛，且胸痛的病因难以诊断[6]。因此，本章的目的是回顾一些与骨骼或软骨相关的胸壁综合征，重点关注滑脱性肋骨综合征，其是一种容易治愈却经常被忽略的，以反复发作胸痛为表现的疾病，同时本章简要回顾了一些可能会碰到的其他病理情况。

解剖结构

　　胸廓由 12 节胸椎、12 对肋骨及肋软骨，以及胸骨前部构成。所有肋骨的后部均通过关节与胸椎相连接。"真肋"即第 1~7 肋，其前部经肋软骨与胸骨直接相连，而"浮肋"即第 11~12 肋的前端游离，没有附着于胸骨，也没有彼此相连接。"假肋"即第 8~10 肋，通过其他肋骨的肋软骨与胸骨相连接。这些连接被称为软骨间关节,由围绕滑膜及其关节的纤维网组成[7,8]。这些连接结构既保证有效呼吸时所需要的活动度,又足够坚固,以保持这些肋骨的整齐排列及正常的肋间隙。

　　胸骨的下方是剑突(图9.1)。剑突是变异程度最高的胸壁结构,可以呈现为或宽或窄、或厚或薄、或尖锐或开裂、或曲或直等多种形态。剑突最开始是软骨结构,当发育至成人时逐渐骨化,并通过纤维软骨附着于胸骨上,其上端的外侧缘与第7肋下侧缘相连接。

　　与每根肋骨伴行的是由静脉、动脉和神经组成的肋间束(图9.2)。肋间束在肋间隙中沿着每一肋骨的下缘走行。肋间神经位于肋间束的最下方,大多数情况下,其走行于肋间肌层。在肋间神经自后向前走行的过程中,最内侧的肋间肌逐渐变薄,低位肋间神经(第7~11肋)在壁层胸膜和肋间肌深部之间走行,继而从后方穿过肋软骨并延续分布至腹壁上。

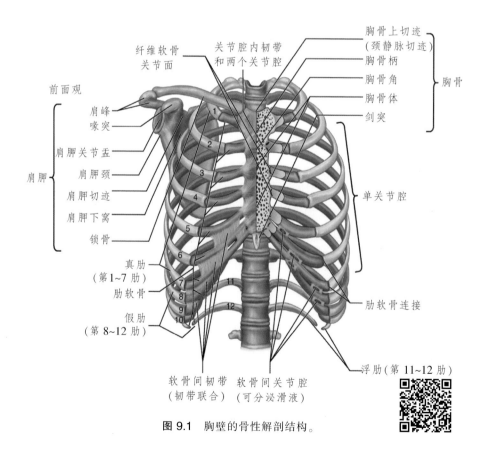

图9.1　胸壁的骨性解剖结构。

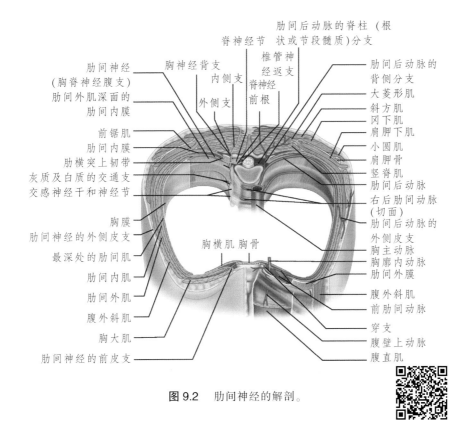

图 9.2　肋间神经的解剖。

滑脱性肋骨综合征

历史

　　滑脱性肋骨综合征,又被称为 Cyriax 综合征、肋尖综合征和疼痛肋骨综合征等[9-11],最早由 Cyriax 在 1919 年提出。1922 年,Davies-Colley 将其称为"滑动肋骨",并报道了 2 例合并难以忍受的肋下疼痛的患者,其中 1 例为了缓解症状而接受了开腹手术。Davies-Colley 认为,这是由肋软骨"过度活动"所致,切除肋软骨后,2 例患者的症状均完全消失[12]。自此以后,数以百计的文献报道了这样的情况。然而,滑脱性肋骨综合征仍然是一种不被充分认可并容易被忽视的疾病,一些临床医生更倾向于做出其他与神经压迫有关的诊断(如腕管综合征),但对滑脱性肋骨综合征的诊断仍然持怀疑态度[13]。在一篇描述了 6 例相关病例并回顾了迄今为止相关文献的报道中，社论评论也提醒道："……也许精神病学评估应作为全面检查的一部分""……这种诊断(指滑脱性肋骨综合征)虽然有时可能是有根据的,但必须持一定的怀疑态度"[14]。

病理生理学

如上所述，第 8~10 肋的肋软骨通过软骨间关节附着于上一肋的肋软骨。当这些软骨间的关节因任何原因而断裂或者受损,软骨末端会向上、向内弯曲,与上一肋产生摩擦,甚至被卡在上一肋的后方。Mcbeath 对 20 具尸体的第 8~10 肋进行了检查,结果表明,在正常情况下,尽管软骨间的纤维连接组织很薄,但仍然能够确保"第8~10 肋不与上一根肋骨直接接触"。然而,当纤维连接组织被切开后,软骨的尖端可形成半脱位,从下方以及后方脱出,直至上一根肋骨的后方。他还发现在肋骨尖端,肋间肌肉非常薄[10]。基于这项研究及其他类似研究的结论[15],该综合征的发病机制如下:软骨间关节受损,导致软骨、肋骨向上移位;当这些活动的软骨向上移动时,由于此处的肋间肌变薄,肋间神经更容易受压及激惹,从而产生疼痛。为了进一步验证该综合征的病理生理学本质是神经压迫和刺激,而不是任何软骨间关节本身的异常或炎症,Holmes 对切除的标本进行了病理学检查,结果显示没有发现特定的组织学异常[15]。

流行病学

滑脱性肋骨综合征的发病率尚不明确。Scott 报道了在一家普通诊所被连续诊断为滑脱性肋骨综合征的 76 例患者, 其占所有新就诊患者的 3%,而 Wright 发现,在转诊至胃肠疾病门诊的新患者中,有 5%的患者患有滑脱性肋骨综合征[11,16]。尽管研究者认为滑脱性肋骨综合征在日常生活中很常见, 但这些统计数字显然会受到转诊模式和就诊患者数的影响,目前尚缺乏基于人群的研究,因此无法得出任何有意义的结论。

同样的, 滑脱性肋骨综合征患者的真实年龄及性别分布情况也不明确。尽管有一些作者提出,该症状在中年患者中更常见[14,17],但文献综述显示,在 7~86 岁的患者中,该综合征的发病率是基本持平的,这更可能反映了这种疾病在特定人群中的发生情况[18,19]。同样,该病的发病率在不同性别人群中也没有差异。

症状

在所有的报道中,患者的主诉基本都是一致的。所有患者均表现为典型的单侧疼痛,疼痛位于肋下区域并放射至前方。这类疼痛通常被认为是躯体疼痛,但有些报道也将其归为内脏疼痛,容易与胆绞痛或其他腹腔内脏器疼痛相混淆。这种疼痛被描述为尖锐的刺痛,尽管疼痛的轻重不一,但对大多数患者来说,这种疼痛是非常剧烈的,有可能使患者变得虚弱,笔者就曾接诊过几例因急性剧烈疼痛发作而出现晕厥的患者。疼痛会因某些动作而加剧,最常见的是扭转和弯曲。患者会逐渐适应并熟悉这些诱发因素,从而变得小心翼翼,以避免触发这些诱发因素。发作时,患者通常会感觉到胸腔低位出现"咔哒"声或"爆裂"声。取仰卧位,将枕头置于背后,然后进行深呼吸是最有效的缓解疼痛的方式。一些有经验的患者通过平躺不动,待滑脱的肋骨复位,从而缓解疼痛。

诊断

可以通过典型的病史和体格检查来诊断滑脱性肋骨综合征。如上所述,这类患者的疼痛主诉通常非常一致,患者可详细说明哪些动作会诱发疼痛。很多患者在出现症状之前曾发生与创伤直接相关联的事件,如跌倒、车祸和其他胸壁撞击等;还有一些间接的创伤原因,包括躯体突然弯曲、伸展或扭转,重复的剧烈运动(游泳运动员、体操运动员、高尔夫运动员等),以及胸部用力挤压和(或)扩张(如分娩、剧烈咳嗽)等。

当开展胸壁体格检查时,简单的触诊,以及轻压肋骨和肋软骨可触发疼痛,而健侧查体结果呈阴性。如果患者能够忍受,可以通过敲或弹的动作直接施压以诱发疼痛,笔者曾有几例患者可以自行对肋骨进行手法操作,努力向医生展示自己的"异常及畸形"。经典的诊断手法是由 Hein 和 Zavala[20]提出的"挂钩法",即检查者将手指钩住患者肋骨下缘的后方,向前向上牵拉,从而再现患者的疼痛。在笔者看来,这项检查通常是不必要的,即便缺少这项检查,仍然可以做出诊断,而且这个手法可能会使得未受影响的患者加重疼痛。应注意的是,体格检查的结果应具备可靠性和可重复性。同一部位的触诊应该引起相同的疼痛表现,如果检查结果不一致或者模棱两可,诊断结果应受到质疑。

诊断通常是通过典型的病史和体格检查而得出的,影像学检查对诊断的帮助微乎其微。然而,如果对诊断结果有疑问,超声检查已被证实可用于显示半脱位的软骨和肋骨[21,22]。一般而言,影像学检查的作用主要是鉴别诊断,以排除其他可能的病因。

治疗方法

从微创到创伤巨大的多种治疗方式中,只有纠正潜在的解剖异常,方可真正解决问题。

帮助患者简单了解病情并加强疏导是一种侵入性最小的治疗方式,可取得一定的改善效果。对于一些症状轻微的患者,通常认为其并不真正寻求和(或)需要医疗干预。对于中至重度症状的患者,尽管已有成功治疗的报道,但仔细回顾这些报道可发现,患者仅仅改变了他们的生活方式,避免引起疼痛的运动和姿势[11,19]。在唯一的一篇对该疾病的自然病史进行了描述的研究中,76例患者被诊断为滑脱性肋骨综合征,而后接受了预期治疗和随访,56%的患者治疗有效,其中70%的患者在治疗后的8年仍能感到疼痛[11]。

此外,有些医生阐述了腔隙内注射的方法,最常用的是局部麻醉[17,23],也有关于局部注射类固醇[24]和肉毒素[25]的报道。这些治疗方式的疗效并不一致,并且也未进行系统的随访。

文献报道唯一真正有效的治疗方法是手术切除受累的软骨。目前记录在案的病例共有数百例[8,10,12-15,18,26-29],所有病例均报告切除软骨后症状得到完全缓解,其中有很多病例接受了数年的随访。

手术入路需包括在患者清醒的状态下对最明显的压痛点进行详细标记,第8肋、第9肋或第10肋软骨都有可能受累。患者取仰卧位,通常垫高受累侧,以最大限度地暴露患侧的前外侧胸壁。笔者更倾向于在麻醉监测的条件下对一些精心筛选的患者采取全身麻醉。手术切口位于受累肋软骨表面,并按纤维走行方向逐层分离软骨表面所覆盖的肌肉组织。完成这些操作步骤后,通常受累软骨就会突显在术野之中,然后可抓持住游离的软骨前端,以使软骨自由活动,通常可使软骨直立,便于分离解剖。游离出软骨后继续向后,解剖至肋骨软骨连接处,然后单独将肋软骨或连同小部分肋骨切除。解剖通常可以在胸膜外完成,但如果不慎穿透胸膜,可在关闭切口前排出胸膜腔剩余气体,然后将伤口分层缝合,不需要引流。绝大多数手术可以在门诊手术室完成,但偶尔也会有患者因镇痛的需要而住院留观。

肋软骨炎

肋软骨炎是一种较为常见的疾病,顾名思义,其是一种肋软骨关节的炎症。肋软骨炎可发生于成人和儿童,男性和女性的发病率相同。尽管其确切的发病率尚不清楚,但有报道表明,多达 1/3 的胸痛患者最终被诊断为肋软骨炎[5,30]。

肋软骨炎的病因目前尚不明确,但患者常会描述出与剧烈咳嗽或近期剧烈活动或举重相关的既往症状。患者的主诉总是以疼痛为主,性质从沉重的钝痛至尖锐的刺痛等。肋软骨炎的疼痛往往局限于胸壁,不伴有放射痛,常因推、拉或咳嗽等动作加重。其疼痛范围通常涉及第 2~5 肋的多处肋软骨,大多数单侧发病,以左侧居多。

当对肋软骨炎患者进行体格检查,触诊受累软骨时,患者会有疼痛感,但病变软骨表面无肿胀、发热或红斑,也不会出现胸廓不稳定的表现。某些查体动作可协助进行诊断,如"公鸡打鸣",检查时让患者紧握双手并置于脑后,检查者位于患者身后,并在患者肘部施加向上、向后的压力,可再现疼痛,但这绝不是明确诊断该疾病所必需的特定体征[31]。

肋软骨炎的诊断是建立在病史和查体结果上的。目前并没有专门针对肋软骨炎特异性诊断的研究。有报道提示,红细胞沉降率升高或核素骨扫描结果异常与肋软骨炎相关,但这些报道的结果并不一致且缺乏特异性,这些有关诊断的研究在排除其他潜在的病因方面反而更有帮助[30,32-35]。按照这些思路,由于大多数患者表现为因活动而加重的左侧胸痛,应排除潜在的心脏原因。然而,值得注意的是,虽然胸壁触痛是肋软骨炎的典型体征,但其在急性冠脉综合征中并不多见,且二者可同时存在。一项急诊室研究显示,6%的确诊为肋软骨炎的患者同时伴有急性心肌梗死[30]。

　　肋软骨炎的治疗以给予患者安慰及应用温和的止痛药(泰诺或非甾体抗炎药)，并配合伸展运动[31]进行对症支持治疗为主，症状通常在 12 个月内消失，且少见复发。一项报道指出，早期进行与风湿病干预治疗及应用类固醇和(或)柳氮磺胺吡啶药物或许可以加速患者康复且避免住院治疗，但该结果仅针对一小部分患者群体，并不具有普遍性[36]。

Tietze 综合征

　　Tietze 综合征是一种累及肋软骨的炎症性疾病，其在某些方面的表现类似于肋软骨炎(见上文)，因此许多人错误地将两个术语混淆在一起。实际上，Tietze 综合征和肋软骨炎是两种独立的疾病。Tietze 综合征与肋软骨炎的区别之处在于，疼痛与受累部位的肿胀有关，80%的情况下[37-39]，疼痛只累及单一肋软骨。Tietze 综合征的流行病学情况尚不清楚，其发病率比肋软骨炎低得多。Tietze 综合征可发生于任何年龄段人群，并且没有性别差异[37,38]。第 2 肋软骨和第 3 肋软骨最常受累，左右侧发病率无明显区别。

　　Tietze 综合征的概念于 1921 年由德国的 Tietze 首次提出[40]，他认为该病的发病原因是战时营养不良或可能是肺结核，然而大量有关该疾病的综述否定了上述观点[37,39,41]。其他可能导致该病的主要因素包括病毒性疾病[42]、肋软骨损伤[43,44]、周围韧带损伤[45]或呼吸道感染[41]。然而，这些理论都没有得到一致的认可，其确切的病因仍然不清楚。同样，手术探查至今亦未能针对 Tietze 综合征的病因提供更多的信息。外科手术的大体标本检查未发现异常，针对病变肋骨及周围的软组织进行病理分析，也未能发现特殊的组织学异常[37,39]。

　　Tietze 综合征患者表现为受累软骨肿胀、疼痛，疼痛多发生于肿胀之前，可以突然发作的形式出现，也可以缓慢发展，其疼痛程度可强可弱。这类疼痛多因运动或咳嗽而加重。不论是因为考虑为心绞痛而就诊于急诊室，还是因为考虑为肿瘤而就诊于肿瘤科或者外科诊室，疼痛的模式决定了评估检查的选择。Tietze 综合征患者的局部肿胀呈梭形，局限于受累软骨，局部无发热或红斑。

　　在排除其他病因后，可通过结合典型的病史和体格检查做出诊断。常规检查没有发现异常改变，当前也没有针对 Tietze 综合征的特异性检查。

尽管有报道指出,超声[46,47]或 MRI[48]有助于诊断,但需要更多的临床实践来确定这些诊断技术的可靠性。一般而言,实验室和影像学检查结果用于排除心血管疾病、感染性病变或肿瘤等其他潜在的病因,当其他病因的可能性被排除后,就会做出 Tietze 综合征的诊断。

Tietze 综合征是一种典型的自限性疾病,当肿胀和疼痛达到最大限度之后就开始逐渐消退,通常持续几周至几个月的时间。尽管有 1 例患者的症状持续了 8 年,但这属于极其少见的个案。如果疼痛症状并未在预期时间内有所改善,甚至持续加重,则需要进一步完善检查或进行活检,以排除存在潜在恶性病变的可能[50,51]。

由于 Tietze 综合征的症状是自限性的,传统的治疗方式包括安慰、镇痛(泰诺或非甾体抗炎药)、热敷,以及当症状加重时注射类固醇[47,52,53]。近期的一篇文献表明,增生(注射)疗法可以更好地缓解疼痛并加速康复[54]。

剑突疼痛综合征

剑突痛(或称为剑突疼痛综合征)是指剑突部位的疼痛。尽管剑突痛在 1712 年被首次描述[55],但其在后续的研究文献中却很少被关注。大多数文献都是以病例报告或小样本系列病例展现的。剑突痛的发病率和患病率目前尚不清楚,许多研究者都认为这是一个并不常见的病种[56-58],但 Lipkin 却在普通医院的病房中统计出该病的发病率为 2%,他认为该病的发病率被严重地低估了[55]"。

剑突痛的病因目前尚不清楚,目前推测的几种致病机制包括:重复性机械应力所导致的炎症[56,59],使剑突更易受伤的先天性或后天性的剑突异常成角[57,60],外伤、钝性伤或外科手术损伤[61,62],以及剑突胸骨关节处的 Tietze 综合征[32,63],但上述理论均未在所有的患者中得到一致的验证。

大多数剑突痛患者表现为上腹部的亚急性或慢性疼痛,疼痛症状通常在数周至数月后逐渐加重,极少数患者会表现为急性疼痛。剑突痛是典型的钝痛,多局限于上腹部,偶尔会放射至胸骨后或者腹部。当放射至上述区域时,患者常会感到恶心。当俯卧、拥抱某人或者在做出扭转、弯曲或深呼吸动作时,会牵拉剑突,导致疼痛加重。当进行体格检查,轻触剑突时,会重现剑突区域的疼痛、放射痛,以及相关的恶心等症状。

剑突疼痛综合征的诊断基于病史和体格检查，目前也没有针对剑突疼痛综合征的特异性检查方法。医生往往会因为患者之前进行过心脏或腹部手术，将主诉与心脏或者腹部手术后的疼痛未缓解相关联，从而忽视了剑突痛的诊断[55,56,64]。

一旦诊断明确，大多数研究者建议采取心理安慰及温和止痛的治疗方式。对于重复机械应力所导致的疼痛，当停止这些活动后，症状可以缓解[56,57]。如果疼痛症状加重，有报道指出，可通过局部麻醉[55,57,63]、注射类固醇[63]或超声波治疗[65]的方式来缓解疼痛。如果疼痛持续或存在解剖学异常，有报道显示采取手术切除的方式进行治疗后，所有患者的疼痛症状均得到了完全缓解[57,59,60,64]。

参考文献

1. Ruigómez A, Rodríguez LA, Wallander MA, Johansson S, Jones R. Chest pain in general practice: incidence, comorbidity and mortality. Fam Pract. 2006;23(2):167–74. https://doi.org/10.1093/fampra/cmi124.
2. National Hospital Ambulatory Medical Care Survey: 2009 emergency dept summary tables–table 10. 2009. Available at: https://www.cdc.gov/nchs/data/ahcd/nhamcs_emergency/2013_ed_web_tables.pdf. Accessed 25 Mar 2017.
3. Bösner S, Becker A, Hani MA, Keller H, Sönnichsen AC, Karatolios K, Schaefer JR, Haasenritter J, Baum E, Donner-Banzhoff N. Chest wall syndrome in primary care patients with chest pain: presentation, associated features and diagnosis. Fam Pract. 2010;27(4):363–9. https://doi.org/10.1093/fampra/cmq024.
4. Nilsson S, Scheike M, Engblom D, Karlsson LG, Mölstad S, Åkerlind I, Örtoft K, Nylander E. Chest pain and ischaemic heart disease in primary care. Br J Gen Pract. 2003;53(5):378–82.
5. Wise CM. Chest wall syndromes. Curr Opin Rheumatol. 1994;6(2):197–202.
6. Stochkendahl MJ, Christensen HW. Chest pain in focal musculoskeletal disorders. Med Clin North Am. 2010;94(2):259–73. https://doi.org/10.1016/j.mcna.2010.01.007.
7. Telford KM. The slipping rib syndrome. Can Med Assoc J. 1950;62(5):463–5.
8. Bass J, Pan HC, Fegelman RH. Slipping rib syndrome. J Natl Med Assoc. 1979;71(9):863–5.
9. Cyriax EF. On various conditions that may simulate the referred pains of visceral disease, and a consideration of these from the point of view of cause and effect. Practitioner. 1919;102:314–22.
10. McBeath AA, Keene JS. The rib-tip syndrome. J Bone Joint Surg Am. 1975;57(6):795–7.
11. Scott EM, Scott BB. Painful rib syndrome—a review of 76 cases. Gut. 1993;34(7):1006–8.
12. Davies-Colley R. Slipping rib. Br Med J. 1922;1(3194):432.
13. Copeland GP, Machin DG, Shennan JM. Surgical treatment of the 'slipping rib syndrome'. Br J Surg. 1984;71(7):522–3.
14. Spence EK, Rosato EF. The slipping rib syndrome. Arch Surg. 1983;118(11):1330–2.
15. Holmes JF. A study of the slipping rib cartilage syndrome. N Engl J Med. 1941;224:928–32.
16. Wright JT. Slipping-rib syndrome. Lancet. 1980;2(8195 pt 1):632–4.
17. Kingsley RA. A little-known cause of chest pain in a 14-year-old athlete. J Pediatr Health Care. 2014;28(6):555–8. https://doi.org/10.1016/j.pedhc.2014.04.005.
18. Saltzman DA, Schmitz ML, Smith SD, Wagner CW, Jackson RJ, Harp S. The slipping rib syndrome in children. Paediatr Anaesth. 2001;11(6):740–3.

19. Arroyo JF, Vine R, Reynaud C, Michel JP. Slipping rib syndrome: don't be fooled. Geriatrics. 1995;50(3):46–9.
20. Heinz GJ, Zavala DC. Slipping rib syndrome. JAMA. 1977;237(8):794–5.
21. Meuwly JY, Wicky S, Schnyder P, Lepori D. Slipping rib syndrome: a place for sonography in the diagnosis of a frequently overlooked cause of abdominal or low thoracic pain. J Ultrasound Med. 2002;21(3):339–43.
22. Zbojniewicz AM. US for diagnosis of musculoskeletal conditions in the young athlete: emphasis on dynamic assessment. Radiographics. 2014;34(5):1145–62. https://doi.org/10.1148/rg.345130151.
23. Waldman SD. Slipping rib syndrome. In: Waldman SD, editor. Atlas of uncommon pain syndromes. 3rd ed. Philadelphia, PA: Saunders; 2013. p. 198–9.
24. Robb LG, Robb MP, Robb PM. The slipping rib syndrome: an overlooked cause of abdominal pain. Pract Pain Manag. 2013;13(7):1–3.
25. Pirali C, Santus G, Faletti S, De Grandis D. Botulinum toxin treatment for slipping rib syndrome: a case report. Clin J Pain. 2013;29(10):e1–3. https://doi.org/10.1097/AJP.0b013e318278d497.
26. Porter GE. Slipping rib syndrome: an infrequently recognized entity in children: a report of three cases and review of the literature. Pediatrics. 1985;76(5):810–3.
27. Fu R, Iqbal CW, Jaroszewski DE, St Peter SD. Costal cartilage excision for the treatment of pediatric slipping rib syndrome. J Pediatr Surg. 2012;47(10):1825–7. https://doi.org/10.1016/j.jpedsurg.2012.06.003.
28. Gould JL, Rentea RM, Poola AS, Aguayo P, St Peter SD. The effectiveness of costal cartilage excision in children for slipping rib syndrome. J Pediatr Surg. 2016;51(12):2030–2. https://doi.org/10.1016/j.jpedsurg.2016.09.032.
29. van Delft EA, van Pul KM, Bloemers FW. The slipping rib syndrome: a case report. Int J Surg Case Rep. 2016;23:23–4. https://doi.org/10.1016/j.ijscr.2016.04.009.
30. Disla E, Rhim HR, Reddy A, Karten I, Taranta A. Costochondritis. A prospective analysis in an emergency department setting. Arch Intern Med. 1994;154(21):2466–9.
31. Ayloo A, Cvengros T, Marella S. Evaluation and treatment of musculoskeletal chest pain. Prim Care. 2013;40(4):863–87. https://doi.org/10.1016/j.pop.2013.08.007.
32. Fam AG, Smythe HA. Musculoskeletal chest wall pain. CMAJ. 1985;133(5):379–89.
33. Mendelson G, Mendelson H, Horowitz SF, Goldfarb CR, Zumoff B. Can (99m)technetium methylene diphosphonate bone scans objectively document costochondritis? Chest. 1997;111(6):1600–2.
34. Ikehira H, Kinjo M, Nagase Y, Aoki T, Ito H. Acute pan-costochondritis demonstrated by gallium scintigraphy. Br J Radiol. 1999;72(854):210–1. https://doi.org/10.1259/bjr.72.854.10365077.
35. Miller JH. Accumulation of gallium-67 in costochondritis. Clin Nucl Med. 1980;5(8):362–3.
36. Freeston J, Karim Z, Lindsay K, Gough A. Can early diagnosis and management of costochondritis reduce acute chest pain admissions? J Rheumatol. 2004;31(11):2269–71.
37. Kayser HL. Tietze's syndrome; a review of the literature. Am J Med. 1956;21(6):982–9.
38. Levey GS, Calabro JJ. Tietze's syndrome: report of two cases and review of the literature. Arthritis Rheum. 1962;5(3):261–9.
39. Landon J, Malpas JS. Tietze's syndrome. Ann Rheum Dis. 1959;18:249–54.
40. Tietze A. Ueber eine eigenartige Haufung von Fallen mit Dystrophie der Rippenknorpel. Berl Klin Wschr. 1921;58:829–31.
41. Geddes AK. Tietze's syndrome. Can Med Assoc J. 1945;53:571–3.
42. Gill GV. Epidemic of Tietze's syndrome. Br Med J. 1977;2(6085):499.
43. Gukelberger M. Tietze's syndrome and its significance in differential diagnosis. Schweiz Med Wochenschr. 1953;83(12):288–9.
44. Coventry MB. Thoracic pain of musculoskeletal origin. Proc Staff Meet Mayo Clin. 1956;31(1):6–9.
45. Motulsky A, Rohn RJ. Tietze's syndrome: cause of chest pain and chest wall swelling. J Am Med Assoc. 1953;152(6):504–6.
46. Martino F, D'Amore M, Angelelli G, Macarini L, Cantatore FP. Echographic study of Tietze's syndrome. Clin Rheumatol. 1991;10(1):2–4.

47. Kamel M, Kotob H. Ultrasonographic assessment of local steroid injection in Tietze's syndrome. Br J Rheumatol. 1997;36(5):547–50.
48. Volterrani L, Mazzei MA, Giordano N, Nuti R, Galeazzi M, Fioravanti A. Magnetic resonance imaging in Tietze's syndrome. Clin Exp Rheumatol. 2008;26(5):848–53.
49. Ausubel H, Cohen BD, Ladue JS. Tietze's disease of eight years' duration. N Engl J Med. 1959;261(4):190. https://doi.org/10.1056/NEJM195907232610408.
50. Fioravanti A, Tofi C, Volterrani L, Marcolongo R. Malignant lymphoma presenting as Tietze's syndrome. Arthritis Rheum. 2002;47(3):229–30. https://doi.org/10.1002/art.10401.
51. Thongngarm T, Lemos LB, Lawhon N, Harisdangkul V. Malignant tumor with chest wall pain mimicking Tietze's syndrome. Clin Rheumatol. 2001;20(4):276–8.
52. Härkönen M. Tietze's syndrome. Br Med J. 1977;2(6094):1087–8.
53. Semble EL, Wise CM. Chest pain: a rheumatologist's perspective. South Med J. 1988;81(1):64–8.
54. Şentürk E, Şahin E, Serter S. Prolotherapy: an effective therapy for Tietze syndrome. J Back Musculoskelet Rehabil. 2017. https://doi.org/10.3233/BMR-159269.
55. Lipkin M, Fulton LA, Wolfson EA. The syndrome of the hypersensitive xiphoid. N Engl J Med. 1955;253(14):591–7. https://doi.org/10.1056/NEJM195510062531403.
56. Ugurlar OY, Ugurlar M, Ozel A, Erturk SM. Xiphoid syndrome: an uncommon occupational disorder. Occup Med. 2014;64:64–6.
57. Maigne JY, Vareli M, Rousset P, Cornelis P. Xiphodynia and prominence of the xyphoid process. Value of xiphosternal angle measurement: three case reports. Joint Bone Spine. 2010;77(5):474–6. https://doi.org/10.1016/j.jbspin.2010.04.009.
58. Howell J. Xiphoidynia: an uncommon cause of exertional chest pain. Am J Emerg Med. 1990;8(2):176.
59. Sano A, Inui M. Xiphoidectomy for xiphoid process-induced pain in a surfer. Asian Cardiovasc Thorac Ann. 2015;23(9):1116–8. https://doi.org/10.1177/0218492315589198.
60. Hogerzeil DP, Hartholt KA, de Vries MR. Xiphoidectomy: a surgical intervention for an underdocumented disorder. Case Rep Surg. 2016;2016:9306262. https://doi.org/10.1155/2016/9306262.
61. Enomoto N, Tayama K, Kohno M, Otsuka H, Yokose S, Kosuga K. Postoperative elongation of the xiphoid process – report of a case. Ann Thorac Cardiovasc Surg. 2011;17(3):307–9.
62. Waldman SD. Xiphodynia. In: Waldman SD, editor. Atlas of uncommon pain syndromes. 3rd ed. Philadelphia, PA: Saunders; 2013. p. 193–4.
63. Jelenko C, Cowan GS. Perichondritis (Tietze's syndrome) at the xiphisternal joint: a mimic of severe disease. JACEP. 1977;6(12):536–42.
64. Tanaka Y, Sakata K, Waseda Y, Fujimura T, Yamada K, Oyama T, Kawashiri MA, Yamagishi M. Xiphodynia mimicking acute coronary syndrome. Intern Med. 2015;54(12):1563–6. https://doi.org/10.2169/internalmedicine.54.3449.
65. Simpson JK, Hawken E. Xiphodynia: a diagnostic conundrum. Chiropr Osteopat. 2007;15:13. https://doi.org/10.1186/1746-1340-15-13.

第 10 章

非插管创伤性肋骨骨折患者的管理路径

Walter Biffl, Frank Zhao

制订该管理路径的目标是帮助识别存在呼吸困难的高危患者,并指导镇痛、呼吸支持和临床监测。结果显示,实施结构化的肋骨骨折管理路径可以减少 ICU 的住院时间和总住院时间,降低肺炎的发病率和死亡率[1]。

1. 风险因素:创伤性肋骨骨折的主要风险为呼吸功能受损,继而发展为肺炎,并最终导致呼吸衰竭。为了便于评估,已公开发表的肋骨骨折的风险因素大体上可以分为 3 大类:①损伤的严重程度;②损伤对机体功能的影响;③伤者的生理储备(图 10.1)。

2. 损伤的严重程度:评估的第一步应该是确认损伤的严重程度。一些损伤模式已经被研究过,且被证实是预后不佳的危险因素。45 岁以上患者出现 4 根或以上肋骨骨折会增加并发症的发生率[2]。连枷胸被定义为 3 根或以上连续的肋骨,且每根肋骨出现 2 处或以上骨折,连枷胸将显著增加并发症的发生率和死亡率[3]。即使在没有出现连枷胸的情况下,3 根或以上的肋骨骨折合并超过双皮质距离的移位会导致肺容量显著减少,从而导致呼吸功能受损。此外,对于严重肺挫伤患者,其肺挫伤的容积与机械通气比例和呼吸机的使用时间密切相关[4]。严重肺挫伤容积超过肺容积的 20% 应被视为一个危险因素。

3. 肺的生理指标:第二类风险因素涉及肋骨骨折对伤者肺部生理功能的影响。每例伤者对疼痛的耐受程度是不同的。肋骨骨折引起无法控制的

非插管患者肋骨骨折管理方法

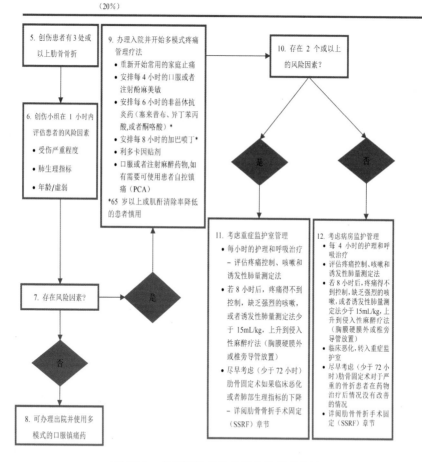

图 10.1   非插管肋骨骨折患者的管理方法。

疼痛会导致呼吸受限、吸气量减少和肺泡扩张不足。同样,无法控制的疼痛会导致咳嗽减弱或消失,从而导致呼吸道分泌物清除率下降。疼痛评分为7 分或以上的患者可被认为疼痛控制不佳[5]。最后,若伤者需要通过吸氧来维持正常的生理血氧饱和度,这也是肺功能受损的标志。尽管之前已经提出了多个判定标准,我们仍将基线饱和度正常作为风险因素,伤后需要给予 2L 以上的氧流量以维持血氧饱和度在92%以上作为风险因素。

4. 年龄/虚弱因素:第三类风险因素是指患者自身应对伤情的生理储备降低。在相同程度伤害的影响下,老年人群的并发症发生率和死亡率都高于年轻人[6,7]。同样,活动性心肺疾病患者的代偿能力也会下降。最后,尽管有许多不同的虚弱程度评分系统,以患者日常活动对他人的依赖程度来确认患者的虚弱程度是一种快速而直接的方法[8]。最新的美国西部创伤协会(WTA)指南将年龄、虚弱程度和潜在的心肺疾病作为肋骨骨折的风险因素[9]。

5. 伤者评估首先从确定 3 处或以上的肋骨骨折开始[10]。

6. 应在 1 小时内及时完成对 3 类风险的评估。评估时应考虑到患者受伤时的整体损伤程度。

7. 首先评估急诊科肋骨骨折患者是否需要住院治疗。在对所有可能的风险因素做出评估后,如果伤者不存在相关风险,应允许患者接受院外保守治疗。

8. 对于采取院外保守治疗的伤者,应给予其院外指导,使其重视出现的有关先兆呼吸系统损害的体征并及时返院就诊。此外,应该应用多模式的镇痛方案。此方案不仅应该包括麻醉药品(如有指征),还应包括对乙酰氨基酚和非甾体抗炎药(NSAID)等非麻醉镇痛药[11]。研究表明,多模式的镇痛方案可以减少患者对麻醉药品的依赖,并可以提供更好的镇痛疗效[12]。

9. 如果存在以上任何一种风险因素,应当让伤者住院观察和（或)治疗。疼痛是导致肺生理功能下降的主要因素之一,因此我们建议应早期积极实施多模式镇痛治疗[11]。伤者应该继续应用目前正在服用的家庭止痛药。如果伤者没有禁忌证,应尽量选用非麻醉性镇痛药,如定时、定量应用对乙酰氨基酚和 NSAID。口服选择性 COX-2 抑制剂塞来昔布和静脉注射帕瑞昔布没有导致胃肠道溃疡的风险,在镇痛方面具有优势。酮咯酸也被证明可以降低肺炎的发生率,并缩短肋骨骨折患者的住院时间[13,14]。尽管文献报道的加巴喷丁和利多卡因贴剂在镇痛方面的疗效并不一致,但是考虑到它们的风险/获益比,仍然认为值得将其应用于肋骨骨折治疗。最后,麻醉镇痛药物应该作为多模式疼痛疗法的常规用药之一,具体的用药方式[口服、注射、患者自控镇痛(PCA)]应该根据损伤的严重程度和疼痛程度来确定。

10. 第二个主要的决策点在于考虑伤者是否需要重症监护。之前许多学者提出严格按照年龄和肋骨骨折的数量作为是否需要进入 ICU 的标准[2,5,9]。3 根或以上肋骨骨折且年龄≥65 岁是明确的危险因素。如果将以上因素作为进入 ICU 的唯一标准, 就会导致非重症伤者被分流到重症监护病房,而其他具有危险因素的伤者得不到恰当的临床治疗。我们建议对所有的临床危险因素都进行充分的评估。对于只存在单个危险因素的伤者,其进展为呼吸困难的可能性较低,可以在普通病房进行观察和治疗,而对于具有两个或以上危险因素的患者,应考虑进行 ICU 护理。

11. 当伤者进入 ICU 后,充分利用现有的资源为伤者提供及时的护理是非常重要的,如呼吸治疗和重症护理等,包括每小时评估患者的肺部状态和疼痛控制情况。激励性肺活量测定的目标值应该设置为 15mL/kg,最高阈值为 1500mL。一旦低于这个目标值,伤者会存在病情恶化的风险。此外,应该鼓励患者进行有力、有效的咳嗽。如果现有疼痛控制方案不能有效地将患者的疼痛评分控制在 7 分以下,疼痛控制方案应该升级。在调整疼痛控制方案后 8 小时内,如果患者情况仍然没有改善,应该实施有创的脑脊髓镇痛方式,如胸椎硬膜外麻醉镇痛或置入椎旁导管等[15,16]。早期应用脑脊髓麻醉可以快速地缓解疼痛,因此采取这种镇痛方式应该由临床医生来决定且不应被延误。如果患者存在连枷胸或者骨折严重移位,并伴有呼吸困难,应该尽早(72 小时内)考虑手术固定肋骨骨折(参见第 8 章)。

12. 当患者入住普通病房后, 呼吸治疗师和护理人员应该每 4 小时进行一次评估。在这个时间间隔内,应当鼓励患者进行与 ICU 相同的肺部评估和操作。激励性肺活量测定的目标值设置为 15mL/kg, 最高阈值为 1500mL。此外,应该鼓励患者进行有力、有效的咳嗽。如果现有疼痛控制方案不能有效地将患者的疼痛评分控制在 7 分以下, 疼痛控制方案应该升级。在调整疼痛控制方案后 8 小时内,如果患者情况仍然没有改善,应该实施有创的脑脊髓镇痛方式,如胸椎硬膜外麻醉镇痛或置入椎旁导管等[15,16]。

如果患者出现呼吸功能下降,则应将其转移至 ICU。同样,如果患者存在连枷胸或者骨折严重移位,并伴有呼吸困难,应该尽早(72 小时内)考虑手术固定肋骨骨折(参见第 8 章)。

参考文献

1. Todd SR, McNally MM, Holcomb JB, Kozar RA, Kao LS, Gonzalez EA, Cocanour CS, Vercruysse GA, Lygas MH, Brasseaux BK, et al. A multidisciplinary clinical pathway decreases rib fracture-associated infectious morbidity and mortality in high-risk trauma patients. Am J Surg. 2006;192:806–11.

2. Holcomb JB, Moore FA, et al. Morbidity from Rib Fractures Increases After Age 45. JACS. 2003 Oct;196(4):549–55.

3. Dehghan N, de Mestral C, McKee MD, Schemitsch EH, Nathens A. Flail chest injuries: a review of outcomes and treatment practices from the National Trauma Data Bank. J Trauma Acute Care Surg. 2014;76:462–8.

4. Hamrick MC, Duhn RD, Ochsner MG. Critical evaluation of pulmonary contusion in the early post-traumatic period: risk of assisted ventilation. Am Surg. 2009;75:1054–8.

5. Witt C, Bulger E. Comprehensive approach to the management of the patient with multiple rib fractures: A review and introduction of a bundled rib fracture management protocol. Trauma Surgery Acute Care Open. 2017;2:e00064.

6. Bulger EM, Arneson MA, Mock CN, Jurkovich GJ. Rib fractures in the elderly. J Trauma. 2000;48:1040–6. discussion 1046–7

7. Stawicki SP, Grossman MD, Hoey BA, Miller DL, Reed JF III. Rib fractures in the elderly: a marker of injury severity. J Am Geriatr Soc. 2004;52:805–8.

8. Rockwood K, et al. A global clinical measure of fitness and frailty in elderly people. CMAJ. 2005 Aug 30;173(5):489–95.

9. Brasel K, Moore E, Biffl W, et al. Western Trauma Association Critical Decisions in Trauma: Management of Rib Fractures. J Trauma Acute Care Surgery. 2016;82(1):200.

10. Battle CE, Hutchings H, Evans PA. Risk factors that predict mortality in patients with blunt chest wall trauma: a systematic review and meta-analysis. Injury. 2012;43:8–17.

11. Galvagno SM Jr, Smith CE, Varon AJ, Hasenboehler EA, Sultan S, Shaefer G, To KB, Fox A, Alley DE, Ditillo M, et al. Pain management for blunt thoracic trauma: a joint practice management guideline from the Eastern Association for the Surgery of Trauma and Trauma Anesthesiology Society. J Trauma Acute Care Surg. 2016;81:936–51.

12. Rafiq S, Steinbruchel DA, Wanscher MJ, Andersen LW, Navne A, Lilleoer NB, Olsen PS. Multimodal analgesia versus traditional opiate based analgesia after cardiac surgery, a randomized controlled trial. J Cardiothorac Surg. 2014;9:52.

13. Bayouth L, Safcsak K, Cheatham ML, Smith CP, Birrer KL, Promes JT. Early intravenous ibuprofen decreases narcotic requirement and length of stay after traumatic rib fracture. Am Surg. 2013;79:1207–12.

14. Yang Y, Young JB, Schermer CR, Utter GH. Use of ketorolac is associated with decreased pneumonia following rib fractures. Am J Surg. 2014;207:566–72.

15. Bulger EM, Edwards T, Klotz P, Jurkovich GJ. Epidural analgesia improves outcome after multiple rib fractures. Surgery. 2004;136:426–30.

16. Mohta M, Verma P, Saxena AK, Sethi AK, Tyagi A, Girotra G. Prospective, randomized comparison of continuous thoracic epidural and thoracic paravertebral infusion in patients with unilateral multiple fractured ribs—a pilot study. J Trauma. 2009;66:1096–101.

第 11 章

骨不连

John G. Edwards, William J. Hunt

肋骨骨折骨不连的定义

长骨骨折后骨不连是创伤外科的重大挑战。然而,正如外科手术治疗多发性肋骨骨折的潜力常被忽视,肋骨骨折骨不连(NURF)的临床影响也很少被重视。虽然已经有文献报道了多发性肋骨骨折对患者长期生活质量带来的影响[1,2],但人们对于 NURF 对远期疗效的潜在影响仍然认识较少。比较公认的肋骨骨折骨不连的定义是:受伤后 3 个月或以上,肋骨骨折不愈合且伴有临床症状[3]。外科手术指征包括:受伤后 3 个月或以上,影像学评估显示由骨不连引起明显疼痛或胸廓不稳定。使用 CT 三维重建有助于确定 NURF 的部位和性质(图 11.1)。

历史

Leavitt 于 1942 年首次报道了手术固定肋骨骨折骨不连(SSNURF)[4]。其描述了 1 例患者从 1937 年开始,因 3 处 NURF 导致重度疼痛。在受伤后 1 年,对患者行清创术和自体骨移植,即使用骨刀垂直纵向切除受累肋骨的两端,自胫骨取下皮质骨,塑形为 3 个梭形移植物,并分别插入 3 处骨不连的肋骨两端。术后 1 年,该患者因其中一处移植物末端突起导致的疼痛接受了二次手术。术中发现一根肋骨已愈合,一处移植骨一端与肋骨愈合,

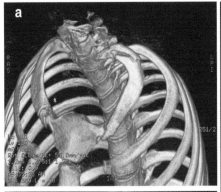
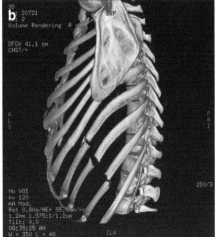
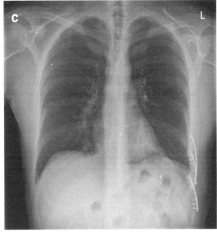

图 11.1　患者,男性,34 岁,在一次交通事故中受伤。(a)受伤后 4 个月的肋骨三维 CT 扫描重建显示左侧第 1 肋骨折骨不连。(b)左侧第 8~10 肋骨折,并出现疼痛、萎缩、骨不连。第 7 肋的骨折处已经愈合。(c)第 8~10 肋骨折骨不连行手术固定后 6 周的胸片,行肋骨末端清创,置入髂嵴移植物,锁定钢板和螺钉。注意脾动脉栓塞线圈,其中一颗螺钉已松动。

另一端形成凸起。术中切除凸起处,用同一根肋骨的松质骨屑填塞并以金属丝环扎固定。第三处骨折未愈合,术中亦行清创并填充松质骨骨屑。二次手术后,予以石膏固定 12 个月。术后患者疼痛症状得到明显缓解。近年来,尽管外科手术固定肋骨骨折病例数有所增长[5],但在上述报道后的 50 年中未有关于 SSNURF 的相关文献报道。

骨愈合和骨不连理论(BHN 理论)

如果外科手术能够创造出一个合适的力学环境,大多数的骨不连都可愈合。

—D. S. Elliott, 2016

　　Elliott 及其同事将 Wolff 定律、Perren 张力学说和 Frost 的力学调控系统理论相结合，建立了统一的骨愈合和骨不连理论，以解释 NURF 及 SS-NURF[6]。骨折后形成的肉芽组织逐渐硬化，从而使应力逐渐减小(组织的长度随着负荷发生改变)，直到张力足够低到利于骨的生成。如果骨折端的活动度超过愈合单元的应力耐受范围，骨折就无法愈合。创造稳定的力学环境，使愈合单元在应力可耐受的范围内发挥功能，是骨不连愈合的关键。

　　根据骨折愈合单元的应力及耐受性，不同的过度运动导致不同类型的骨不连。根据 Weber 和 Czech 的观点，骨不连可以分为增生性、萎缩性或者感染性[7]。虽然增生性、萎缩性这两种骨不连类型在胸外伤中常见(图 11.2)，但尚无感染性 NURF 的报道。还有其他原因可能导致骨不连，例如，萎缩性骨不连被认为是由缺少血供所致，然而却无法通过无血管模型得到验证。因此，仍然考虑骨不连的主要原因是力学因素。Elliott 提出，大多数骨不连都有完整的愈合单元，愈合单元失效是由力学环境因素造成的，这可能是由于固定不足以将应力降低到诱发新骨形成以桥接骨折的程度，或者由于固定过于牢固以至于发生了骨的净吸收。对于前一种情况，如果骨折部位持续承受过大的应力，骨折部位的异常运动会阻止愈合单元的正常功能，从而形成假性关节(图 11.2)。此外，即使采用钢板固定，如果无法达到解剖复位，仍然有可能出现骨折缝隙，造成持续的高应力状态，有可能会发生过度运动，从而导致钢板断裂或螺钉松动(图 11.3)。

　　此外，存在一些公认的、会对骨折的愈合造成影响的生物学因素，如吸烟史、内分泌疾病(包括但不限于糖尿病)、既往放疗史、周围血管病，以及骨折的部位和严重程度等。这些生物学因素可能通过延迟新骨形成或降低新骨形成的应力适应范围来削弱骨折的愈合能力。目前，这些生物学因素对肋骨骨折愈合的影响尚不清楚，改善这些因素对于骨不连的治疗作用也同样未知。

　　因此，Elliot 提出，如果将骨不连的局部应力降低到可以出现骨形成的范围，骨不连可以治愈[6]。这可以通过减小施加在骨折端上的应力或直接固定来实现。关于前一种方法，可以采用较早期应用的"胶布束缚"肋骨，甚至应用 Leavitt[4] 提出的躯干石膏固定法。在心脏外科,对于那些胸骨切开后可能出现胸骨骨不连的高风险患者,曾经流行使用类似的束胸装置,但这种做法已淡出临床实践数十年[9]。Elliot 认为,对于骨不连的处理,有 3 个核心问题需要注意。首先,无需从骨折部位切除组织,只需要纠正力学环境,骨折就可以愈合。其次,实现低应力环境后,骨折愈合不需要依赖骨形成蛋白(BMP)[10]。第三,基于骨愈合和骨不连理论,只有在出现严重的骨缺损时才需要考虑应用包括植骨在内的生物辅助连接方法。

　　因此,大多数(即使不是全部)的 NURF 是由应力过度所致。骨愈合和骨不连理论在 NURF 中的应用表明:

　　1. 力学环境是确保骨愈合的关键因素。

　　2. 清创时应尽量减少或避免破坏肋骨表面的外皮质层。

　　3. 骨不连愈合时不依赖 BMP。

　　4. 当骨折部位的骨缺损范围较大,应用金属固定装置桥接固定可能增加失败风险时,需要进行植骨。

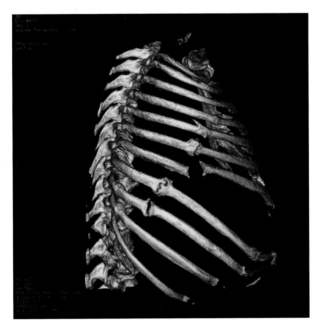

图 11.2　患者,男性,61 岁,咳嗽引起 NURF。右侧第 6 肋、第 8 肋、第 9 肋可见肥大性 NURF,第 7 肋为萎缩性 NURF。该患者还存在肋缘破裂伴肋间疝。

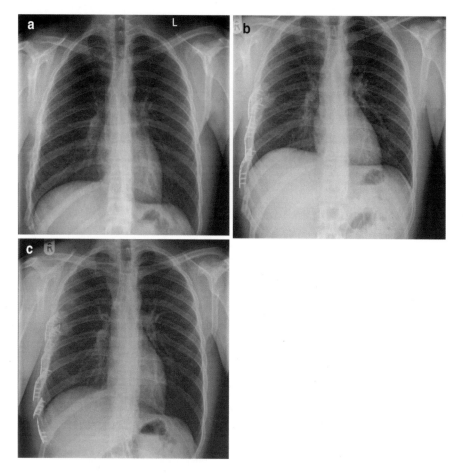

图 11.3　患者,男性,21 岁,网球运动员,自发性右侧第 6~11 肋 NURF。(a)胸片显示肥大性 NURF。(b)SSNURF 术后 3 个月的胸片。第 10 肋骨折似乎愈合,但不稳定。然而,局部疼痛持续存在,患者接受了进一步手术。(c)在切除骨不连后对第 10 肋 NURF 进行固定,留下一个 1cm 的间隙,未进行骨移植。术后 3 周,钛板断裂。

文献回顾

基于对骨愈合和骨不连理论的理解,对文献进行了回顾。表 11.1 列出了外科手术技术的不同方面(骨不连的治疗,是否进行及如何进行植骨术,以及固定技术)。文献中的许多病例报道(表 11.2)显示了所用技术的差异[11-23]。然而,对于 SSNURF 在症状改善和影像学改变方面的效果,尚缺少

表 11.1　SSNURF 外科手术技术的不同方面

骨不连	植骨术	植入物来源	固定材料	固定技术
无	无	肥大性骨不连	无	螺钉
清创	髓内皮质骨植骨	髂嵴	钛板	线圈
清创和扩髓	皮质骨嵌入骨移植	相邻肋骨	可吸收材料	
切除	皮质骨/松质骨骨片	胫骨		

客观的疗效评估指标,同时缺乏长期的随访结果。

俄勒冈健康与科学大学的经验

Fabricant 及其同事对 24 例患者(许多患者来自州外)进行了一项前瞻性临床研究,该研究持续了近 4 年[3]。为评估疗效,他们在手术前和术后第 2、4 和 6 个月分别使用 McGill 疼痛量表(MPQ)和 SF-36 生活质量量表对患者进行问卷调查。手术技巧包括切除骨不连,并评估骨折断端间隙的长度。如果骨不连位于后外侧或发生移位,骨折断端间隙小于 1cm,应用钛板和螺钉进行固定;如果骨不连发生在前侧,移位程度较轻或者没有移位,则可以采用可吸收缝线环扎和可吸收板予以固定。对于固定后出现骨不连且断端距离超过 2cm 的患者,通常不予以再次固定。需要注意不要切除相邻肋骨上未愈合的骨折骨,以减少骨不连的发生,偶尔也可以应用可吸收板进行环扎。当骨不连断端间隙在 1~2cm 时,由外科医生选择固定技术和固定方式。当出现肋间神经卡压时,应采取措施松解和解除肋间神经卡压,但这一措施很少在报道中被提及。Fabricant 及其同事发现,术后 6 个月,患者的许多主观结果指标(如 MPQ 疼痛强度和疼痛评分指数)及 SF-36 量表的多个指标(如身体机能、生理职能、社交功能、社交角色、躯体疼痛、身体活力、心理健康和一般健康等)均有显著改善;但是在工作能力和工作状态方面并无改善,服用阿片类镇痛药的患者比例也没有下降。术后并发症少见(1 例切口感染,2 例部分螺钉松动,1 例胸壁疝)。

明尼苏达大学的经验

Gauger 及其同事通过总结 5.5 年内的 10 例骨不连病例 (共 16 处 NURF),将骨不连定义为间隔 3 个月复查 X 线片(8~60 个月,平均 24 个月),仍然存在伴有疼痛症状的骨折不愈合[24]。通常认为保守治疗难以改善

表 11.2　已发表的 SSNURF 的病例报道总结,提示使用手术技术 [a]

作者	病例数	手术技术骨不连	植骨类型	植入物来源	钢板和固定	治疗肋骨数
Leavitt[4]	1	清创和扩髓	髓内胫骨皮质骨	胫骨	无	3
Reber[11]	1	未说明	无	无	钢板和螺钉	2
Morgan Jones[12]	1	清创(纵沟)	皮质骨嵌入骨移植	髂嵴	钢板和线圈	1
Cacchione[13]	1	清创	无	无	钢板和螺钉	3
Slater[14]	1	切除	无	无	锁定钢板和螺钉	2
Ng[15]	1	清创	无	无	无	3
Gardenbroek[16]	3	未说明	无	无	锁定钢板和螺钉	1,3,3
Cho[17]	1	切除	嵌入骨移植	髂嵴	无	1
Anavian[18]	1	清创和扩髓	骨片	肥大性骨不连	锁定钢板和螺钉	3
Dean[19]	1	清创	骨片	髂嵴	钢板和螺钉	3
Kaplan[20]	1	清创	无	无	钢板和螺钉	3
Proffer[21]	1	切除	无	无	无	1
Puttman[22]	1	切除	无	无	无	1
Terabayahsi[23]	1	切除	无	无	无	1

[a] 文中详细讨论了 Fabricant (*n*=24) [3]和 Gauger (*n*=10) [24]的研究。

的致残性疼痛是外科手术的适应证。首选的外科手术技术包括:矫正畸形和重塑肋骨,清除影响愈合的纤维结缔组织;使用 3.5mm 钻头在振荡模式下打开髓腔;锁定钢板外皮质固定;对于较长的骨缺损,可应用局部多余的骨组织植骨,或者应用髂骨的松质骨片或皮质骨行自体骨移植。使用这些技术对 1~3 处(中位数为 2 处)NURF 进行重建,术后胸片显示骨不连已愈合。术前未记录 SF–36 量表评分,术后该量表中的心理和生理的中位评分分别为 54.4 和 43.5,10 例患者中有 8 例恢复工作和(或)以前的活动,没有出现任何活动受限。

谢菲尔德医院的经验

我们于 2006 年启动了一项有关手术固定肋骨骨折的研究。2009—

2017 年间,对 24 例患者进行了 26 次手术,固定了 63 处 NURF,每个病例固定骨不连的中位数是 3 处(1~6 处)。其中 17 例(71%)患者为男性,中位年龄为 57 岁(24~75 岁),距离手术的中位时间为 6.3 个月(3~69 个月)。回顾这些患者受伤时的 CT 资料,仅有 6 例为连枷胸,有 20 例(83%)可被归为伴移位的系列肋骨骨折(系列肋骨骨折被定义为:3 根或以上连续的、邻近部位的肋骨骨折)。患者受伤后的 CT 扫描提示共有 177 处骨折,其中的 87 处(占 49%)经手术证实为骨折不愈合。外科手术固定了其中的 63 处 NURF(占 36%)。在 24 例实施手术固定的患者中,有 21 例(占 88%)的适应证是骨不连导致的顽固性疼痛,另有 1 例是胸廓畸形。

表 11.3 总结了我们使用的手术技术,与前文的 BHN 理论是一致的。对增生的 NURF 局部进行清创,重塑肋骨外皮质的表面形态,为外皮质钢板固定提供一个平滑的曲面。对于萎缩性 NURF,不需要通过钻孔来扩大髓腔,但仍然需要切除断端以显露松质骨。仅对 1 例严重肥大性 NURF 患者进行了骨不连切除。对于萎缩性 NURF,当骨折断端间隙过大,无法通过牵拉相互接近时,需要行自体骨移植,移植材料主要为骨重建过程中收集的骨屑。对 1 例患者利用自髂骨取材的皮质–松质骨进行了骨移植。自从 MatrixRib 系统(Synthes,美国宾夕法尼亚州西切斯特)被用于临床以来,截至 2011 年,已经对 6 例患者应用钛板(Depuy Synthes)进行了外皮质固定。

1 例应用钛板桥接固定导致的骨不连患者,因为钛板下方有 1cm 的骨间隙,且未使用骨片填塞(图 11.3c),导致术后钛板发生断裂。该患者拒绝再次手术移除金属钛板。另有 1 例患者术后出现螺钉松动(图 11.1c),但由于患者状况良好,没有进行拆除。术后无切口感染及其他不良事件发生。术后并没有常规进行 CT 以确认愈合情况。所有患者均在门诊接受随访并接受了胸部 X 线检查。

表 11.3 关于 SSNURF 的谢菲尔德系列研究

骨不连	植骨	植入物来源	固定材料	固定技术
未清创(19)	无(45)	肥大性骨不连(15)	无(1)	螺钉(62)
清创(42)	髓内皮质骨植骨(0)	髂嵴(3)	钛板(62)	线圈(0)
清创和扩髓(0)	皮质骨嵌入骨移植(0)	相邻肋骨(0)	可吸收材料(0)	
切除(2)	皮质骨/松质骨骨片(18)	胫骨(0)		

共计 24 例患者的 63 处 NURF 的不同手术管理。

我们向所有患者发放了生活质量调查表(SF-26,疼痛调查表,改良格拉斯哥预后量表)。有 11 例(占 46%)患者接受了调查,因此其结果可能会存在偏倚。调查显示,术前有 7 例(占 64%)患者为剧烈疼痛,3 例(占 27%)为中度疼痛。有 3 例患者主诉出现呼吸困难,其中有 1 例患者报告术前的睡眠质量受到影响。术后有 7 例(占 64%)患者表示疼痛未完全缓解,4 例(占 36%)患者的疼痛完全消失。有 2 例患者出现持续性疼痛,其原因为距离手术部位较远的其他骨不连,他们接受了二次手术。当患者被问及是否认为 SSNURF 是正确的治疗方法时,有 8 例(占 73%)患者认可这种方式,其中 2 例患者明确指出手术改善了生活质量。3 例(占 27%)患者不确定手术是否是正确的选择。

第 1 肋骨不连

第 1 肋骨折骨不连(图 11.1a)不仅会导致持续性疼痛[21],还会引起胸廓出口综合征(TOS)[22,23,25,26]。已有多篇关于运动员发生第 1 肋骨折骨不连的报道。当患者存在持续性疼痛或者出现胸廓出口综合征时,可以通过标准的腋下入路切除第 1 肋,从而缓解症状。虽然对于第 1 肋软骨交界处附近的骨折,可以应用钢板将肋骨及胸骨柄进行固定,但通常无须固定或植骨(W. White,个人交流)。

NURF 的非手术治疗

很多导致长骨骨折骨不连的危险因素已经被提出[27,28]。然而,对于哪些危险因素的调整对骨不连的愈合具有促进作用,仍然存在很大的争议。目前尚无关于肋骨骨折的具体数据。应尽量减少并发症的发生。吸烟者发生长骨骨不连的风险更大(Pearson),但戒烟是否会影响骨不连的愈合目前尚不清楚。一些外科医生会在开展 NURF 手术前要求患者戒烟[3]。另有一些人主张检测患者的维生素 D 水平,尽管针对伴有维生素 D 缺乏症的长骨骨折患者的随机试验显示,补充维生素 D 并没有增加已经很高的愈合率[29]。

应用促进骨愈合的辅助方法同样存在争议。一些医疗保健机构尝试使用诸如低强度脉冲超声(LIPUS)、电磁刺激(ESTIM)[30]和低水平激光疗法(LLLT)[31]等技术辅助治疗急性骨折和骨不连。在一些医疗中心,LIPUS 被用于治疗肋骨骨折。值得注意的是，尽管有一些成功治愈肋骨骨折的传闻，但尚无公开的数据或临床试验证明其有效性或成本效益。在 Gauger 的一项针对 10 例接受 SSNURF 的患者的研究中，9 例患者均接受过至少 3 个月的骨刺激疗法，但这些患者中仅有 1 例患者的 3 处骨不连中有 1 处愈合[24]。

2012 年的一项系统综述指出了 LIPUS 临床研究中的方法学缺陷，并认为没有足够的证据支持在临床实践中常规推荐该治疗[32]。此后，有关低强度脉冲超声治疗胫骨骨折的报道结果也并不一致。近期的一项临床研究发现，低强度脉冲超声并不能改善胫骨骨折的愈合效果[33]。而另一项荟萃分析则指出，LIPUS 可以缩短骨折愈合的时间，但并没有降低骨不连的发生率[34]。一项荟萃分析对存在不愈合或延迟愈合的患者应用电磁刺激，与标准治疗相比，其术后 3 个月的愈合率提高[35]。但也有一些随机试验得出了相反的结论[36,37]，因此应谨慎对待所有临床建议，需要开展进一步的研究，以确定这些治疗在急性肋骨骨折和骨不连中的作用。

结论

尽管 SSNURF 的作用是显而易见的，但现有证据仅限于病例报道和小型队列研究。需要进一步开展前瞻性临床研究，应用客观和主观的评价指标，以明确手术治疗的作用。在缺乏大型的、可靠的、前瞻性的数据库，以及针对每处骨折愈合情况的全面随访的情况下，很难评估 NURF 的真实发生率及其对临床和患者的影响。开展这项工作将有助于确定影响 NURF 的预测因素，同时也有助于细化肋骨骨折内固定术的适应证和技术要求[38-40]。此外，需要开展临床研究，以确定最佳手术策略及非手术治疗措施（如外部骨刺激技术）的有效性。

参考文献

1. Fabricant L, Ham B, Mullins R, Mayberry J. Prolonged pain and disability are common after rib fractures. Am J Surg. 2013;205(5):511–5.
2. Marasco S, Lee G, Summerhayes R, Fitzgerald M, Bailey M. Quality of life after major trauma with multiple rib fractures. Injury. 2015;46(1):61–5.
3. Fabricant L, Ham B, Mullins R, Mayberry J. Prospective clinical trial of surgical intervention for painful rib fracture nonunion. Am Surg. 2014;80(6):580–6.
4. Leavitt DG. Non-union of three ribs. J Bone Joint Surg. 1942;1942:932–6.

5. Bemelman M, Poeze M, Blokhuis TJ, Leenen LP. Historic overview of treatment techniques for rib fractures and flail chest. Eur J Trauma Emerg Surg. 2010;36(5):407–15.

6. Elliott DS, Newman KJH, Forward DP, Hahn DM, Ollivere B, Kojima K, et al. A unified theory of bone healing and nonunion: BHN theory. Bone Joint J. 2016;98-B(7):884.

7. Weber BG, Czech O. Pseudarthrosen–pathophysiologie biomechanik. Huber: Therapie Ergebnisse; 1973.

8. Gaston MS, Simpson AH. Inhibition of fracture healing. J Bone Joint Surg Br. 2007;89(12):1553–60.

9. Gorlitzer M, Wagner F, Pfeiffer S, Folkmann S, Meinhart J, Fischlein T, Reichenspurner H, Grabenwoeger M. Prevention of sternal wound complications after sternotomy: results of a large prospective randomized multicentre trial. Interact Cardiovasc Thorac Surg. 2013;17(3):515–22.

10. Barcak EA, Beebe MJ. Bone morphogenetic protein: is there still a role in orthopedic trauma in 2017? Orthop Clin North Am. 2017;48(3):301–9.

11. Reber P, Ris HB, Inderbitzi R, Stark B, Nachbur B. Osteosynthesis of the injured chest-wall – use of the AO (arbeitsgemeinschaft fur osteosynthese) technique. Scand J Thorac Cardiovasc Surg. 1993;27(3–4):137–42.

12. Morgan Jones RL, Mackie IG. Non-union of a fracture of the 8th rib. Injury. 1996;27(2):147–8.

13. Cacchione RN, Richardson JD, Seligson D. Painful nonunion of multiple rib fractures managed by operative stabilization. J Trauma Injury Infect Crit Care. 2000;48(2):319–21.

14. Slater MS, Mayberry JC, Trunkey DD. Operative stabilization of a flail chest six years after injury. Ann Thorac Surg. 2001;72(2):600–1.

15. Ng ABY, Giannoudis PV, Bismil Q, Hinsche AF, Smith RM. Operative stabilisation of painful non-united multiple rib fractures. Injury. 2001;32(8):637–9.

16. Gardenbroek TJ, Bemelman M, Leenen LPH. Pseudarthrosis of the ribs treated with a locking compression plate a report of three cases. J Bone Joint Surg. 2009;91A(6):1477–9.

17. Cho YH, Kim HK, Kang D-Y, Choi YH. Reoperative surgical stabilization of a painful non-united rib fracture using bone grafting and a metal plate. J Orthop Trauma. 2009;23(8):605–6.

18. Anavian J, Guthrie ST, Cole PA. Surgical management of multiple painful rib nonunions in patient with a history of severe shoulder girdle trauma: a case report and literature review. J Orthop Trauma. 2009;23(8):600–4.

19. Dean NC, Van Boerum DH, Liou TG. Rib plating of acute and sub-acute non-union rib fractures in an adult with cystic fibrosis: a case report. BMC Res Notes. 2014;7:681.

20. Kaplan DJ, Begly J, Tejwani N. Multiple rib nonunion: open reduction and internal fixation and iliac crest bone graft aspirate. J Orthop Trauma. 2017;31:S34–5.

21. DS P, Patton JJ, Jackson DW. Nonunion of a first rib fracture in a gymnast. Am J Sports Med. 1991;19(2):198–201.

22. Puttmann KT, Satiani B, Vaccaro P. Thoracic outlet syndrome in a volleyball player due to nonunion of the first rib fracture. Vasc Endovasc Surg. 2016;50(8):563–5.

23. Terabayashi N, Ohno T, Nishimoto Y, Oshima K, Takigami I, Yasufuku Y, Shimizu K. Nonunion of a first rib fracture causing thoracic outlet syndrome in a basketball player: a case report. J Shoulder Elb Surg. 2010;19(6):e20–3.

24. Gauger EM, Hill BW, Lafferty PM, Cole PA. Outcomes after operative management of symptomatic rib nonunion. Journal of orthopaedic trauma. J Orthop Trauma. 2015;29(6):283–9.

25. Young BL, Watson SL, Meyer RD, Ponce BA. Nonunion of first rib fracture in a softball player: case report of a rare cause of thoracic outlet syndrome. J Shoulder Elb Surg. 2016;25(11):e353–7.

26. Duane TM, O'Connor JV, Scalea TM. Thoracic outlet syndrome resulting from first rib fracture. J Trauma. 2007;62(1):231–3.

27. Zura R, Xiong Z, Einhorn T, Watson JT, Ostrum RF, Prayson MJ, Della Rocca GJ, Mehta S, McKinley T, Wang Z, Steen RG. Epidemiology of fracture nonunion in 18 human bones. JAMA Surg. 2016;151(11):e162775.

28. Richards CJ, Graf KW Jr, Mashru RP. The effect of opioids, alcohol, and nonsteroidal anti-inflammatory drugs on fracture union. Orthop Clin North Am. 2017;48(4):433–43.

29. Haines N, Kempton LB, Seymour RB, Bosse MJ, Churchill C, Hand K, Hsu JR, Keil D,

Kellam J, Rozario N, Sims S, Karunakar MA. The effect of a single early high-dose vitamin D supplement on fracture union in patients with hypovitaminosis D: a prospective randomised trial. Bone Joint J. 2017;99-B(11):1520–5.

30. Griffin XL, Costa ML, Parsons N, Smith N. Electromagnetic field stimulation for treating delayed union or non-union of long bone fractures in adults. Cochrane Database Syst Rev. 2011;4:CD008471. https://doi.org/10.1002/14651858.CD008471.pub2.

31. Iryanov YM. Influence of laser irradiation low intensity on reparative osteogenesis and angio-genesis under transosseous osteosynthesis. J Lasers Med Sci. 2016;7(3):134–8.

32. Griffin XL, Smith N, Parsons N, Costa ML. Ultrasound and shockwave therapy for acute fractures in adults. Cochrane Database Syst Rev. 2012;2:CD008579. https://doi.org/10.1002/14651858.CD008579.pub2.

33. TRUST Investigators Writing Group, Busse JW, Bhandari M, Einhorn TA, Schemitsch E, Heckman JD, Tornetta P III, Leung KS, Heels-Ansdell D, Makosso-Kallyth S, Della Rocca GJ, Jones CB, Guyatt GH. Re-evaluation of low intensity pulsed ultrasound in treatment of tibial fractures (TRUST): randomized clinical trial. BMJ. 2016;355:i5351. https://doi.org/10.1136/bmj.i5351.

34. Lou S, Lv H, Li Z, Zhang L, Tang P. The effects of low-intensity pulsed ultrasound on fresh fracture: a meta-analysis. Medicine (Baltimore). 2017;96(39):e8181.

35. Ebrahim S, Mollon B, Bance S, Busse JW, Bhandari M. Low-intensity pulsed ultrasonography versus electrical stimulation for fracture healing: a systematic review and network meta-analysis. Can J Surg. 2014;57(3):E105–18.

36. Martinez-Rondanelli A, Martinez JP, Moncada ME, Manzi E, Pinedo CR, Cadavid H. Electromagnetic stimulation as coadjuvant in the healing of diaphyseal femoral fractures: a randomized controlled trial. Colomb Med (Cali). 2014;45(2):67–71.

37. Adie S, Harris IA, Naylor JM, Rae H, Dao A, Yong S, Ying V. Pulsed electromagnetic field stimulation for acute tibial shaft fractures: a multicenter, double-blind, randomized trial. J Bone Joint Surg Am. 2011;93(17):1569–76.

38. Pieracci FM, Majercik S, Ali-Osman F, Ang D, Doben A, Edwards JG, French B, Gasparri M, Marasco S, Minshall C, Sarani B, Tisol W, VanBoerum DH, White TW. Consensus statement: surgical stabilization of rib fractures rib fracture colloquium clinical practice guidelines. Injury. 2017;48(2):307–21.

39. Bemelman M, de Kruijf MW, van Baal M, Leenen L. Rib fractures: to fix or not to fix? An evidence-based algorithm. Korean J Thorac Cardiovasc Surg. 2017;50(4):229–34.

40. Marasco S, Liew S, Edwards E, Varma D, Summerhayes R. Analysis of bone healing in flail chest injury: do we need to fix both fractures per rib? J Trauma Acute Care Surg. 2014;77(3):452–8.

第 **12** 章

手术技巧

Andrew Doben, Thomas W. White

手术体位

肋骨骨折手术主要采用 3 种体位：仰卧位、侧卧位和俯卧位。体位的选择主要取决于骨折类型及所选择的切口位置。胸部 CT 检查及胸廓三维重建有助于外科医生选择最佳的体位。肋骨骨折手术一般无须采用双腔气管插管，但在使用胸腔镜辅助手术的情况下，进行双腔气管插管将有助于腔镜进入胸腔并提供更好的术野，而在开胸手术中则很少应用。

仰卧位

该体位最适用于前侧和前外侧骨折，要求患者平卧，并将术侧手臂外展 90°。适当地使用胸垫有助于术中更好地显露骨折断端，同时，应尽可能将托手板置于高位，以便为协助显露手术部位的自动牵拉固定装置留出充分的空间。典型的胸部前外侧切口通常位于乳房下缘，有助于显露位于该区域的大部分骨折，若手术区域的骨折部位显露不佳，也可将切口向胸骨中线或腋窝外侧延伸。

侧卧位

标准侧切口是最常用的开胸手术入路，而侧卧位被作为绝大多数修复性手术的标准体位（图 12.1）。该体位可用于显露大部分的单侧肋骨骨折。

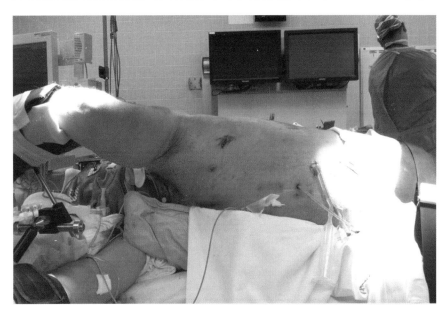

图 12.1 传统侧卧位。

当多处骨折线(如第 4 肋前外侧骨折、第 5 肋后外侧骨折和第 6 肋前外侧合并后外侧骨折)同时存在时,采取侧卧位作为手术的标准体位,可在必要时向前、后侧延伸切口,以便更好地同时显露多处骨折部位。

俯卧位

俯卧位非常适合后侧及后外侧骨折。采取该体位时,需将患者面部朝下,身下放置胸垫垫高,将术侧手臂固定并悬挂于手术台侧面,该体位可使得肩胛骨向外侧及向上方充分旋转,有助于显露术野(图 12.2)。

手术切口

手术切口可采取垂直切口或标准的后外侧切口(图 12.3 至图 12.5)。

术野暴露

在根据骨折类型确定最佳手术体位及切口后,按层次解剖并显露骨折断端是术者需要面临的重要考验。游离松解肌皮瓣可增加肌肉的活动度,

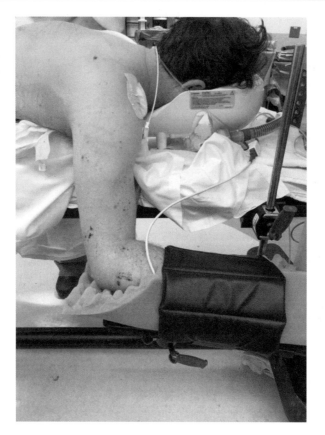

图 12.2　手臂置于手术台下方的俯卧位有助于肩胛骨侧向旋转。

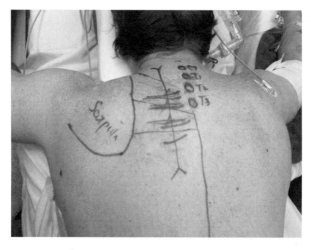

图 12.3　俯卧位下后侧切口的皮肤标记。（Courtesy of Timothy H. Pohlman, MD, FACS, Indiana University Health）

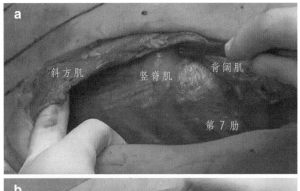

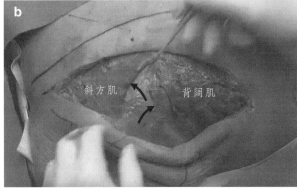

图 12.4　经听诊三角的后侧切口。(Courtesy of Timothy H. Pohlman, MD, FACS, Indiana University Health)

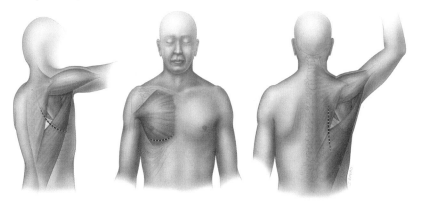

图 12.5　手术切口可采取垂直切开或标准后外侧切口。(2017 Intermountain Healthcare. All Rights Reserved. Used with permission)

有助于显露操作部位(图 12.6 和图 12.7)。暴露肌肉后,可通过触诊的方式精确定位骨折部位。骨折线两侧都需要游离至少 3cm 的范围(包括骨折线

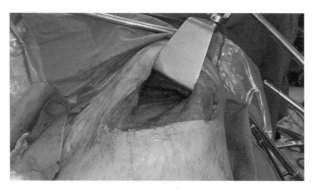

图 12.6   经标准侧切口抬起肌皮瓣以暴露胸壁。

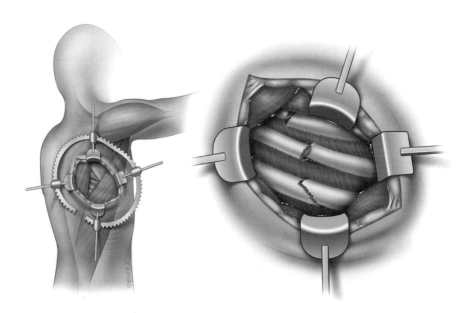

图 12.7   肌皮瓣的游离松解能够极大地增加肌肉的活动性，并提高术野的可视化。

的内侧和外侧)，以最大限度地抵消不同骨折类型所带来的定位误差。

肌肉组织的收缩与显露

确定了骨折部位(包括内、外表面)后，即可开始沿着肌纤维走行方向牵拉及游离肌肉组织，游离过程中应尽量避免切断肌肉组织。在软组织包膜内进行解剖、分离有助于保留肌肉的收缩功能。因此,相比直接切断肌肉,我们更倾向于使用一些自持牵开器(如 Bookwalter)牵拉肌肉来确保显露操作部位。显露肋骨骨折断端表面时应保证动作轻柔,尽量避免切除过多骨膜。对于部分病例,可以选择切开胸膜,以显露骨折部位的上、下间隙,以便更好地进行骨折断端的复位。

矫形固定原则

AO 组织成立于 1958 年,当时被命名为"内固定研究协会"。该组织牵头制订了许多关于骨折固定及骨折外科治疗的标准 [1]。AO 固定的原则主要包含以下 4 点:

1. 解剖复位。
2. 稳定固定。
3. 保留血供。
4. 早期活动。

骨折复位

在 AO 理念的 4 项原则中,最重要的就是解剖复位。虽然稳定固定也是至关重要的一环,但如果骨折断端的重建未达到解剖复位的标准,术后患者的肺功能就无法恢复到最佳状态。因此,解剖复位也成为 SSRF 技术的一项重要要求。解剖复位可以通过各种技术手段来实现,包括使用一些经过专门设计的手术器械。恢复胸廓的自然形态对于改善患者术后肺功能至关重要,尤其是对于连枷胸的患者更是如此。经过解剖复位后恢复正常形态的胸壁轮廓如图 12.8 和图 12.9 所示。在伤后早期,受伤部位的炎症反应较轻,在该阶段进行骨折部位的解剖复位的手术难度相对较低[2]。术中应对每一处骨折均实施复位,并明确骨折类型以确保骨折断端复位良好。值得注意的是,外皮质的骨折线与内皮质的骨折线有可能不处于同一平面,为了实现双皮质复位及良好的胸廓重建效果,有必要通过重塑肋骨结构来达到解剖复位。

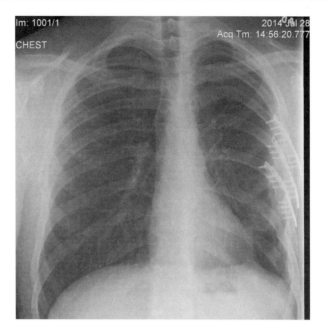

图 12.8　术前检查提示骨折移位及左侧胸廓容积减小。

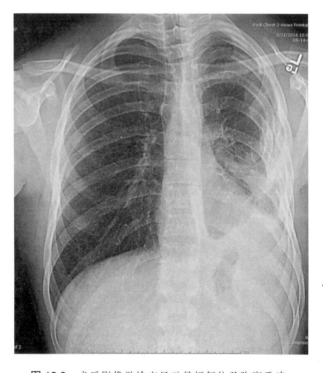

图 12.9　术后影像学检查显示骨折复位及胸廓重建。

器械固定

AO 原则中的第 2 条和第 3 条提及,在不影响骨骼血供的情况下,可应用成熟的肋骨内固定专用装置,如钳夹式装置(肋骨爪)或临时固定装置(辅助锁定钢板)进行器械固定来实现解剖复位。无论使用哪类器械,都要确保装置的安全性,通过选择适宜的器械,在实现解剖复位的同时,使得胸廓获得永久的稳定性(图 12.10)。

使用锁定钢板进行肋骨内固定术的主要目的是保持肋骨解剖复位,同时确保刚性的钢板和螺钉装置能够贴合骨膜,减少钢板移位或螺钉松动的

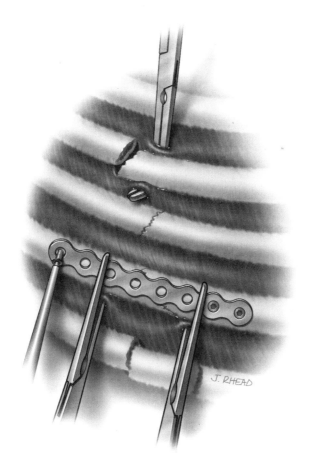

图 12.10 临时固定装置。(2017 Intermountain Healthcare. All Rights Reserved. Used with permission)

风险。目前所应用的内固定装置都采用了锁定螺钉技术,在强化整体结构的同时降低了固定失败的风险(图 12.11)。

虽然有专家建议在同次手术中尽可能多地固定肋骨骨折,但并非所有骨折都需要进行固定。通常情况下,第 1 肋、第 2 肋、第 11 肋和第 12 肋的骨折不需要固定。为了达到胸壁的稳定、保持胸廓的形态,必要时可以对第 3~10 肋进行固定。当存在连枷节段或浮动胸壁 (同一肋骨上出现两处骨折) 时,应对每一根肋骨的两处骨折都进行固定。现有报道已证实,当存在多处骨折时,如果只对其中一处骨折进行固定,则无法恢复胸廓的解剖形态[3]。

对每一处肋骨骨折进行固定都会相应增加胸廓的稳定性。但是如果骨折部位不易处理,且对胸廓整体稳定性影响不大,则不需要专门进行固定。

关闭切口

分层缝合

关闭手术切口时,应采用正确的缝合技术,在保证切开组织的血供的同时,减少残腔,避免伤口局部形成积液从而影响愈合。在切开过程中恰当地游离和保留肌肉可以最大限度地减少对组织的破坏,而在缝合过程中采取分层缝合的方式可减小张力,并将皮肤组织与深层的内固定装置分隔

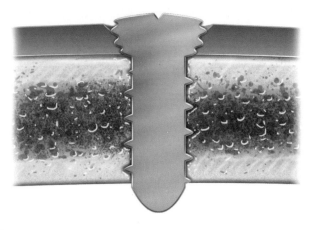

图 12.11　螺钉锁定技术增强结构牢固性,降低手术失败风险。

开,可减少术后内固定物的感染风险。笔者使用可吸收缝线缝合肌肉,恢复解剖结构并减少残腔,也取得了较好的效果。

是否留置引流

恰当地游离和保留肌肉可以降低术后出现残腔的概率,因此内固定术后并非一定要在肌肉组织的深面留置引流。对于应用了皮瓣的患者,如果存在潜在的腔隙,应考虑在肌肉组织上方放置皮下引流。由于骨折内固定术通常是在发生胸壁钝性创伤后进行,软组织水肿及挫伤的程度也是术者决定是否放置皮下引流的参考因素。在肌肉上方放置引流并不会增加内固定物感染的概率,但能有效降低术后伤口积液的发生率。

SSRF 的相关辅助措施

支气管镜检查

目前,对于在骨折内固定术中是否需要常规使用支气管镜进行检查仍存在争议。支气管镜检查是呼吸道管理的关键辅助手段,有助于高效清除呼吸道分泌物。对于留置气管插管的患者,可根据临床需要使用支气管镜积极地进行清理气道、留取痰标本进行培养等操作。鉴于疼痛和肺功能受损的影响,肋骨骨折患者的呼吸道并发症通常是由分泌物清除不充分所致,术中进行气管插管和机械通气有助于清除呼吸道分泌物,SSRF 可显著提高患者自发清除分泌物的能力。

胸腔冲洗

进行胸腔冲洗并非内固定术的必备步骤,但有作者建议将其作为 SS-RF 手术的辅助措施之一。对于部分患者,适当地进行胸腔冲洗有助于减轻骨折复位,同时清除肋骨骨折患者常见的创伤性胸腔积液或胸腔积血[4]。

镇痛

SSRF 后,应给予患者充分的镇痛措施。术后镇痛可以通过多种技术手段实现,包括肋间神经冷冻消融术、丁哌卡因脂质体肋间阻滞、留置输液导管等。尽管上述镇痛技术各有优缺点,但应把握一个基本原则,即尽量应用非麻醉药物进行镇痛[5]。

参考文献

1. Wikipedia. https://en.wikipedia.org/wiki/AO_Foundation
2. Pieracci FM, Coleman J, et al. A multicenter evaluation of the optimal timing of surgical stabilization of rib fractures. J Trauma Acute Care Surg. 2018;84(1):1–10.
3. Marasco. Analysis of bone healing in flail chest injury: do we need to fix both fractures per rib? J Trauma Acute Care Surg. 2014;77(3):452–8.
4. Majercik S, et al. Surgical stabilization of severe rib fractures decreases incidence of retained hemothorax and empyema. Am J Surg. 2015;210(6):1112–6. discussion 1116–7
5. Pieracci FM, et al. Consensus statement: Surgical stabilization of rib fractures rib fracture colloquium clinical practice guidelines. Injury. 2017;48(2):307–21.

第 13 章

商业化工具综述

Silvana Marasco, Jose J. Diaz Jr.

胸壁创伤学科一直在不断发展,研究者对胸壁活动的力学机制和各类损伤模式的理解也在不断深入,这也使得外科医生能够进一步完善胸壁创伤的诊疗策略。在过去 10 年间,植入技术的发展突飞猛进。此外,应用可吸收材料治疗肋骨骨折和胸骨损伤的理念也已经进入市场。

自从 20 世纪 90 年代引入腔镜技术和微创外科技术以来,这些技术已被证明能够改善患者的预后。目前,胸壁创伤治疗的最新进展主要着眼于手术入路更加微创化。外科医生专注于选择更小的切口、保留主要肌肉群以减少损伤,以及更快地恢复功能。随着外科医生对新的手术技术及入路不断进行探索,制造业也在不断改革创新,并研发出更适合微创手术的工具和器械。

历史回顾

尽管已经开发了几种具有一定历史意义的用于肋骨骨折外固定的方法,但在大多数情况下,在损伤的相应部位应用某种骨骼牵引装置或者置入外固定克氏针等,这些手术方式所带来的并发症往往比损伤本身更严重。

钢丝固定曾是肋骨骨折治疗史上最为常见的内固定方式,应用标准的开胸切口,分离背阔肌和(或)前锯肌后进行骨折内固定。由于这种方式只能通过两个点来保持肋骨的稳定性,稳定性不足,固定往往会失败。有一段时期,外科医生尝试将数根肋骨捆绑在一起加以固定,然而这会造成长期的限制性(通气)障碍。在 20 世纪 90 年代末和 20 世纪初,外科医生开始使用小型钢板固定骨折,从技术层面而言,手术植入不是问题,但是会导致术后胸壁僵硬、疼痛等不适。

钳夹式金属 Judet 板已经在欧洲地区被广泛使用多年。使用这种钢板的问题在于需要对肋间肌和骨膜进行最大限度的剥离,而这会带来骨缺血和骨愈合不良的潜在风险。此外,广泛的暴露会导致神经血管损伤的风险增加(图 13.1)。在 20 世纪 90 年代末和 21 世纪初的美国,常用于固定前臂或手部小骨折的不锈钢钢板(图 13.2)被用于固定肋骨骨折。不锈钢钢板的缺点在于其材质过硬,并且随着时间的推移,其脆性不断增加,因此容易发

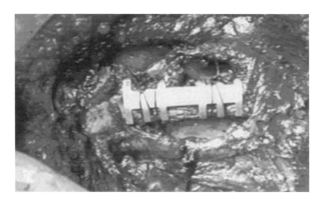

图 13.1　使用 Judet 板的广泛暴露会带来神经血管损伤风险。

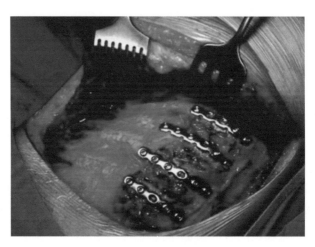

图 13.2　不锈钢钢板。

生钢板断裂,从而导致固定失败。

可吸收材料

　　将可吸收材料应用于外科领域已经不再是一个新概念。可吸收缝线的应用已经有几十年的历史。Dexon(聚乙交酯)、Vicryl(聚乙交酯/聚乳酸)、PDS(聚二恶烷酮)和 Maxon(聚乙交酯/碳酸三甲烯)都是目前使用的可吸收缝合材料。在过去的 20 年间,这些材料已经扩展到新的应用领域,包括用于小骨固定的固定板、螺钉、网片和固定针,以及药物输送装置,甚至血管内支架等。最早的生物可降解植入物通常是由单一聚合物制成的,存在降解速度过快(导致植入物早期强度丧失和软组织反应)或降解速度过慢的问题,从而导致这些材料无法被应用[1,2]。当前常用的生物可降解材料是多聚合物,即将几种单体材料混合以达到最佳的强度、延展性和降解特性,并可以通过调整这些单体的比例达到调节剪切强度和扭矩阻力(如螺钉),并为固定板和网片提供最佳的柔韧性和抗张强度。目前使用的单体有 L-丙交酯、D-丙交酯、乙交酯和三亚甲基碳酸酯。

　　聚合物的降解最初从水解开始,其碎片被降解为体内的天然单体酸,如乳酸。这些酸随后进入三羧酸循环,并被代谢成 CO_2 和水。不同单体的降解速度不同,从几个月到几年不等。

　　与坚硬的金属固定物相比,应用生物可吸收固定物进行骨折固定具有更多潜在的优势。动物实验模型显示,与传统金属板相比,应用可吸收板后,骨的愈合速度更快、更坚固,而传统金属板有可能会减缓骨的愈合速度[3]。这是因为金属板虽然保护了骨骼不受任何负荷的影响,但这样做其实会消除对新骨生长的刺激(称为应力屏蔽)。相比之下,可吸收板允许应力负荷逐渐转移到骨骼,从而刺激骨骼更快地生长。此外,可吸收板的柔韧性更好,允许骨折部位轻微活动,从而刺激骨骼的重塑。

　　采用可吸收材料制作的固定板和螺钉,可减少因断裂等并发症而进行二次手术的成本。此外,还可以最大限度地减少与植入物相关的并发症发生,如移位、体表可触及植入物等,尤其是在体形较瘦或对热比较敏感的人群中。一旦出现上述并发症,通常需要拆除金属植入物,而对应用可吸收材料的患者可以采用更保守的方法。此外,与金属植入物相比,植入可吸收材料的患者在未来不会因为体内有金属植入物而无法进行磁共振成像检查。

聚乳酸共聚物植入材料已被广泛应用于负荷较低的颌面外科和整形外科。目前还没有专门设计用于肋骨固定的生物可降解植入物。然而,也有研究者将用于其他小骨骨折的生物可降解植入物"超适应证"地应用在肋骨骨折的治疗中。

一项针对连枷胸患者使用生物可吸收板和螺钉[4,5]行肋骨骨折固定的小型初步研究及后续的随机对照试验显示,使用 Inion OTPS™ 网(芬兰坦佩雷市),这是一种专门为腓骨骨折固定设计的六孔板及螺钉。这种材料在热水中变软,可以进行塑形,冷却后固定。在 3 个月内能保持至少 40% 的强度,为骨折完全愈合提供了足够时间,并且可在 1~3 年实现完全降解吸收,无毒性。

这项 RCT 研究的结果显示,相比保守治疗,使用可吸收板固定肋骨骨折能获得更好的临床结果。

研究者对 32 例急性肋骨骨折患者使用了 Inion 可吸收网(Inion OTPS™,芬兰坦佩雷市)进行固定,并进行随访[6]。对所有患者均使用可吸收网包裹肋骨骨折端,然后用可吸收缝线予以固定。平均随访时间为 1039 天,大约 63% 的患者主诉疼痛程度明显降低。然而,尽管手术总体满意度很高,仍有 60% 的患者抱怨出现胸壁束缚感。研究者认为,对严重粉碎性骨折患者使用可吸收网具有技术优势,因为其能够将更多的碎片包裹其中。这种网也有利于植骨和骨水泥的使用。其缺点就是必须将肋间肌剥离,从骨膜下将神经、血管自肋骨下缘游离出来,在游离的过程中有可能损伤神经、血管,从而影响肋骨的血供。

可吸收材料的另一个优点是其可以被切割成合适的尺寸。另有一种可吸收网(Super FixSorb,Takiron Co. Ltd.,日本大阪)与可吸收缝线联合应用于心脏微创手术,以固定断开的肋骨[7]。据研究者报道,没有出现材料问题,临床结果良好。

在另一项类似的研究中,研究者使用可吸收的髓内钉(Super FixSorb,Ethicon Inc.,新泽西州萨默维尔)在后外侧开胸手术中固定肋骨骨折[8]。然而,在 1 年的随访观察中,观察到有 1/3 的患者骨折部位出现移位,但是这些移位并没有影响临床结果。

可吸收材料固定肋骨骨折导致的固定失败是临床主要关注的问题之一。由于肋骨需要反复运动和承重,应用可吸收材料进行固定面临着一定困难。制动是其他骨折固定后采取的常规措施,但在肋骨骨折中是不可能的。尽管肋骨不需要承担很高的负荷,但是由于肋间肌附着于肋骨上,肋骨会受到多个方向上扭矩的影响,作用于肋骨上的力是多个方向上的,而且力量是恒定的。任何肋骨骨折固定策略都需要考虑到这些因素,与之最相似的是下颌骨骨折的外科治疗策略。下颌骨固定后也不能完全制动,尽管其活动频率不如肋骨,但其承受的力量却远大于肋骨,而应用可吸收板固定下颌骨骨折已取得非常好的效果[9,10]。

与金属植入物不同的是,可吸收材料的植入技术更加专业,并有着更长的学习曲线。因为螺钉是由可吸收聚合物制成的,其强度不够坚固,不足以作为自攻螺钉。因此,需要在内外皮质上钻孔,使用板上预定的螺钉孔作为导引定位,然后用深度计测量肋骨厚度,从而选择合适长度的螺钉。然后选用比所选螺钉直径小 1mm 或 2mm 的钻头钻孔,然后将螺钉拧入孔内。在拧螺丝的过程中,如果动作过于粗暴,会导致孔径扩大,从而导致螺钉松动。另一个容易出现故障的部位是螺钉头,拧螺钉时如果对螺钉头施加过大的扭转力,有可能拧断螺钉头。

对可吸收肋骨固定材料的临床报道进行仔细分析可发现,材料问题导致的内固定失败的发生率明显较高。一项研究对 10 例患者使用 10 孔板和螺钉(大孔可吸收材料,加利福尼亚州圣地亚哥)固定肋骨骨折,有 2 例患者在术后 24 小时出现骨折部分移位[11]。因此,研究建议,除了螺钉外,还需要使用可吸收缝线环扎固定板进行加固。

另一项研究对 13 例患者使用可吸收板和螺钉(Inion 可吸收钢板,Inion OTPS™,芬兰坦佩雷),共固定了 58 根肋骨,其中 10 根肋骨固定失败[12]。固定失败的情况在后肋中尤为常见,说明后胸壁活动产生的力可能超过研究所使用的可吸收材料的极限拉伸强度。

因此,应用可吸收材料固定肋骨骨折具有很多潜在的优势。然而,目前报道的因材料本身问题导致固定失败的比例过高,让人难以接受。值得一提的是,这些已发表的关于使用可吸收材料进行肋骨骨折固定的报道都没有涉及专门针对肋骨骨折设计的产品。通过改变可吸收材料中各成分的比例,在保持柔韧性的同时增加这些人工材料的强度应该是可行的,这也是目前正在研究的领域。

RibLoc®:肋骨骨折固定板系统和 UPlus 胸壁固定系统

RibLoc U 形钛板(Acute Innovation, LLC,奥勒冈州希尔斯伯勒)被设计成较短的长度,长约 4.5cm,可以通过较小的切口来固定肋骨。其固定需要剥离肋骨上缘的附着肌肉,以便放置固定板,而肋骨下缘无须剥离,以保护肋骨下缘走行的神经、血管。应用双皮质螺钉将钢板锁定在肋骨上,螺钉会穿透肋骨后缘,这样就会形成一个非常坚固的结构。该固定板只需要 4 颗螺钉就可以完成固定。理论上,这种结构适用于固定骨质疏松的骨骼,因为螺钉是锁定在肋骨内外两侧的钢板上的。目前所面临的挑战是,由于患者持续呼吸或运动,钢板所承受的张力和负荷目前仍然是未知的(图 13.3 和图 13.4)。

一项对人类尸体肋骨进行的基础研究显示,在 1Hz、±2N 载荷下,循环 50 000 次并模仿 48 小时深呼吸,U 形钢板结构较单纯的钛板结构表现出更强的刚度[13]。

从初始设计开始,U 形板就不断改进,以提高稳定性和可用性。当前版本的 U 形板采用双锁定螺钉,分别在前板和后板上锁紧(图 13.5)。这种固

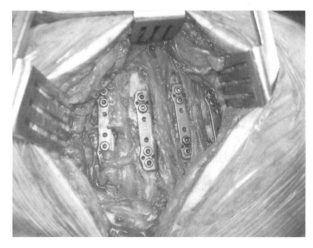

图 13.3 RibLoc 系统(Acute Innovations,LLC,奥勒冈州希尔斯伯勒)。

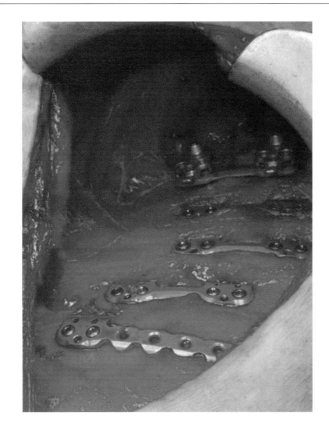

图 13.4 RibLoc UPlus 可压缩 U 形板。

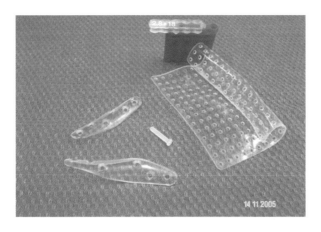

图 13.5　Inion 可吸收网、板和螺钉。可吸收网不是为增加强度而设计的,而是与可吸收
板联合使用(Inion,芬兰)。

定板最初的设计意图是其中间部分可以弯曲,以模拟肋骨的曲率,然后测量肋骨的厚度,并选择U形部分深度与肋骨相适应的钢板(目前可供选择的尺寸有6mm、8mm、10mm、12mm和14mm)。然而,由于固定板的刚度,特别是U形截面的刚度过高,使得固定板即使在弯曲的情况下也很难完美拟合肋骨的弯曲半径。长度更长的固定板可以用于粉碎性骨折的桥接。目前可使用的RibLoc UPlus系统具有可调节的U形截面,因此可以根据肋骨厚度选择合适长度的螺钉,从而决定了U形板前后的距离。通过沿着多孔板置入更多的双皮质螺钉可以固定更多的碎骨片。

目前最新型U形板的刚度较前有所下降,使其更具有弹性,但仍然需要通过手工弯曲去获得合适的弧度。

前皮质固定板

MatrixRIB™ 固定系统

MatrixRIB™ 钛金属固定系统(DePuy Synthes,Comp,宾夕法尼亚州西彻斯特)被设计为预成形钢板,且固定在肋骨的外皮质(图13.6)。肋骨的曲率非常复杂,包括平面内和平面外的曲率以及沿肋骨走行所产生的扭转[14]。每根肋骨的曲率半径都不相同,从第1~12肋,肋骨的曲率半径逐步

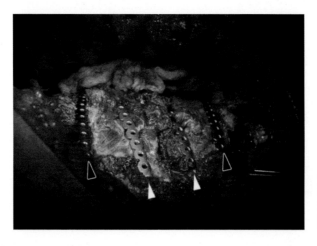

图13.6　MatrixRIBTM 钛固定系统(DePuy Synthes,Comp,宾夕法尼亚州西切斯特)。

增加,与此同时,沿着肋骨走行,从后肋到前肋,曲率半径也不断增加。这也有助于解释为什么之前使用的通用型小型金属板的固定效果非常差。如果无法将钢板轮廓与复杂的肋骨曲面相契合,则钢板移位及螺钉脱落的风险会非常高。MatrixRIB™ 板可以使用特定的工具对金属板进行弯曲塑形,以确保金属板与肋骨完美贴合。钛螺钉被设计用于双皮质固定及锁定钢板,建议在骨折两侧各使用 3 颗螺钉进行固定。完整的钢板比较长,应切割至合适的长度,以保证钢板跨越骨折部位并有能承重的固定位置。

当前,大多数固定板的长度已经覆盖了大部分肋骨的解剖数据。因此,术者应在术前决定术中固定肋骨骨折的金属板数量和固定范围。原因在于,如果在较短的连枷胸节段上使用了整块金属板进行固定,久而久之,胸廓活动受限可导致植入物引起的疼痛。

RibFix Blu™ 胸腔固定系统

Zimmer Biomet RibFix Blu™ 类似于 Sythes MatrixRIB 系统。RibFix Blu™ 是一个全面的胸壁固定系统,可用于稳定并刚性固定胸壁骨折,包括胸骨重建、创伤性或计划性截骨。该系统可用于正常或骨质较差的骨组织,可以促进骨愈合。该系统更薄、更轻,理论上更具有弹性。RibFix Blu™ 胸腔固定系统也需要通过旋转或扭转来匹配肋骨的外形。该系统备有自攻螺钉,术中不需要钻孔,可以减少手术操作时间。

该系统所用的固定板由钛质材料制成,类似于 Synthes、MatrixRIB 和 Zimmer Biomet 金属板,被固定在肋骨的前皮质,统称为前皮质固定板。当使用这些金属板时需要进行切割并塑形,从而与肋骨形状相贴合。类似其他的前置金属板,骨折断端的两侧分别需要 3 颗螺钉固定。

StraCos

StraCos(Strasbourg 胸部骨合成系统,即 STRATOS™,Medxpert GmbH,德国海特斯海姆)固定夹和连接板被设计用于创伤性骨折或外科手术切除后的胸壁重建。该装置由纯钛材料制成,应用时使用专门的工具,将卷曲后的装置分别放置于肋骨的上方和下方。3D 肋骨夹(粉色)主要被用于固定单纯的肋骨骨折,分为标准宽度和 XL 型号,有 6、9、13 节段长度。金色的肋骨夹(带连接板)通常被用于固定有缺损的骨折或者多处骨折。该装置的两端为固定夹，中间连接锯齿状的连接板，固定夹与连接板之间可以呈直线连接或者成角连接，通常角度为 45°或 22.5°，中间的连接板可以根据需要裁剪到合适的长度。

一项病例匹配的对照研究显示，与对照组相比，对 10 例多发肋骨骨折患者应用 Stracos 装置行肋骨骨折固定术后，患者的呼吸机通气时间和总住院时间明显缩短[15]。每例患者平均使用 3 个(2~6 个)固定板，每 2 处骨折中修复 1 处。最近的一项病例报道显示[16]，对一例因肉瘤行广泛胸壁切除的患者使用带连接杆的延长肋骨夹，术后可以保留肋骨的桶柄运动。另一个包含了 94 例创伤患者的大型病案报道显示[17]，对所有病例仅使用 Stracos 肋骨固定系统进行固定。每例患者平均固定了 4 根肋骨，在随后 6 个月的随访中，没有出现固定失败的报道。但有 2 例患者因并发感染取出了固定夹。研究者将术后随访的重点放在了可能出现的呼吸功能障碍和术侧限制性通气上。尽管有 19% 的连枷胸患者存在术侧胸壁活动受限，但动态磁共振成像分析显示，将非手术侧的肺活量作为对照组，术后 6 个月时，手术侧肺活量的平均值达到了非手术侧的 92%。虽然这些数值与用力肺活量的相关性有限，但研究者认为手术固定后较好地保留了胸壁的运动功能。此外，有13 例患者术后存在术侧胸壁持续性神经疼痛。

KLS-Martin 肋骨固定

KLS Martin (佛罗里达州杰克逊维尔)开发了一种钛金属材质的基于塑形板和自攻单皮质螺钉的"会聚式双轴三维固定系统"。该系统使用自攻螺丝，可以减少外科医生的工作量，并且不会像单皮质螺钉固定一样存在失去强度或稳定性的风险。通过改变每个螺钉进入骨的角度，理论上可以降低骨折固定时固定装置脱落的风险。

髓内固定

肋骨骨折的髓内固定并非是一个全新的概念。克氏针在肋骨骨折患者中的应用已有多年历史。然而，克氏针最初被设计为配合石膏用于小骨骨折固定。在应用过程中，已有多个关于克氏针移位和骨皮质断裂的报道。此外，克氏针的旋转和纵向的稳定性也比较差，这些因素对于在骨折术后获得良好的固定效果尤为重要。

目前,已有专门设计用于肋骨骨折固定的钛质髓内板(DePuy Synthes,宾夕法尼亚州西彻斯特)被投入使用。该钛金属肋骨固定板长 97mm,横截面的厚度为 1mm,分别有 3mm、4mm 或 5mm 3 个规格。矩形的横截面可以减少旋转的不稳定性,钛金属材质能提供一定的柔韧性,以便在通过髓内管道时能够沿着肋骨的弧度弯曲走行。该装置通过外皮质开口插入肋骨髓质,开口部位距离骨折部位约 30mm。该装置沿着髓内管道推进,穿过肋骨骨折部位,其锥形前缘可减少插入时的阻力。虽然肋骨板的初始部分被设计成直的,但其余部分被设计为弧形,曲率半径为 200mm,旨在贴近肋骨的曲率,并减少插入髓腔后的残余应力。固定板的尾端仍然保留在外皮质的外侧,并有一个螺纹螺钉孔,可用 1 颗双皮质锁定螺钉将固定板固定在肋骨上。固定板的远端不需要进行固定,通过髓管内固定板的刚度来实现肋骨骨折的稳定(图 13.7)。

有限元分析显示,应用上述装置时依靠髓内板固定,远端不固定,骨折部位仍然存在微运动[18],这些被认为是对骨折愈合有益的。众所周知,骨折部位的微运动可以刺激成骨细胞的形成和促进骨愈合[19,20]。

曾有一项研究通过对尸体肋骨增加载荷来诱导模拟肋骨骨折[21],通过在肋骨标本上施加前后方向的力来诱发肋骨骨折,然后采用钛质髓内板固定,将固定后的包含固定装置的肋骨动态加载 36 万次呼吸周期,呼吸负荷为 200N/mm(代表在生理呼吸过程中体内测量肋骨呼吸时弯曲力矩的 5 倍)。在试验失败的标本中,有 44% 的固定板出现弯曲,56% 出现了上皮质或下皮质的骨折线。然而,无论是哪种失败模式,所有的肋骨固定板结构在失败后都可以弹性回缩,仍然保留了部分固定功能,且没有发现植入物断裂或者通过外侧皮质移位的情况。

进一步研究显示, 研究者对 22 对人体肋骨分别采用髓内固定板与克

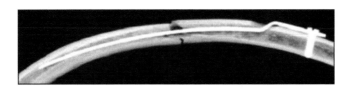

图 13.7　肋骨骨折的稳定是通过髓内管内夹板的硬度来实现的。

氏针固定,并对其性能进行比较[22],在上述研究类似的试验条件下进行试验发现,克氏针结构的下沉量是钛肋骨固定板的 3 倍。所有克氏针装置在测试中都失败了,失败的原因主要是钢丝的移位或弯曲,其中有一部分完全丧失了固定的稳定性。相比之下,虽然髓内钛固定板出现上、下皮质的骨折线被认定为固定失败,但所有的结构仍然保持了肋骨的功能复位并起到了固定作用。

肋骨髓内固定板被推荐用于单根肋骨骨折的固定,对于那些难以触及部位的肋骨骨折,如肩胛骨下方的骨折,由于受到空间的限制,应用外皮质装置固定可能存在困难, 应用肋骨髓内固定板实施固定具有一定的优势。一项包含了 14 例多发肋骨骨折患者的临床研究共应用了 33 个髓内板固定,只有 2 例骨折(6%)没有愈合[18]。这 2 例患者在固定 3 个月后移除固定装置,骨折未愈合,残留畸形或者骨不连。而其他患者的骨折顺利愈合。这项队列研究没有报道出现固定材料的问题, 术后 3 个月,94%的患者骨折开始愈合,至少是部分愈合,骨折端对线良好,骨折部位稳定。固定后 6 个月,那些部分骨折愈合的患者均已痊愈,没有相关固定材料及骨折部位远期(3~6 个月)失败的报道。

一篇个案报道指出,对于肋骨髓内固定板移位穿出肋骨外侧皮质导致的术后疼痛,需要通过手术移除髓内板[23]。曾经在适应证以外尝试将具有弹性的钛钉应用于肋骨骨折的髓内固定,也取得了良好的效果[24]。

为了使髓内固定板发挥最好的效用,应选择非骨质疏松的患者,同时依据患者肋骨厚度选择相匹配的固定板。如果选择不当,术后可能会出现固定板过度移动所致肋骨进一步损伤。

受伤后应用髓内固定板进行固定分为 3 种情形,作为桥接作用的固定板只有在局部骨折部位两端的力量均衡、断端对齐的情况下,才能发挥出最佳的作用;而当向外牵拉的力量过大时,有可能导致骨折断端分离;而当向内的力量过大时,则引起肋骨骨折两个断端过于靠近并形成挤压,后两种情况都会对骨折的愈合造成影响。

结论

目前市场上有多种肋骨骨折固定的材料可供选择。尚未针对创伤类型、骨密度、骨皮质厚度以及固定物引起的慢性疼痛进行研究并指导我们选择最佳的固定材料。随着临床上对胸部创伤的研究逐渐深入，我们希望能够在将来看到更多这方面的研究。目前正在进行的有关胸腔镜入路的肋骨内固定以及内皮质肋骨固定板的研究是未来的发展方向。

参考文献

1. Andriano KP, Pohjonen T, Tormala P. Processing and characterization of absorbable polylactide polymers for use in surgical implants. J Appl Biomater. 1994;5(2):133–40.
2. Pietrzak WS, Sarver DR, Verstynen ML. Bioabsorbable polymer science for the practicing surgeon. J Craniofac Surg. 1997;8(2):87–91.
3. Viljanen J, Pihlajamäki H, Kinnunen J, Bondestam S, Rokkanen P. Comparison of absorbable poly-L-lactide and metallic intramedullary rods in the fixation of femoral shaft osteotomies: an experimental study in rabbits. J Orthop Sci. 2001;6:160–6.
4. Marasco S, Cooper J, Pick A, Kossmann T. Pilot study of operative fixation of fractured ribs in patients with flail chest. ANZ J Surg. 2009;79(11):804–8.
5. Marasco SF, Davies AR, Cooper J, Varma D, Bennet V, Nevill R, Lee G, Bailey M, Fitzgerald M. Prospective randomized controlled trial of operative rib fixation in traumatic flail chest. J Am Coll Surgeons. 2013;216(5):924–32.
6. Campbell N, Conaglen P, Martin K, Antippa P. Surgical stabilization of rib fractures using Inion OTPS wraps-techniques and quality of life follow up. J Trauma. 2009;67(3):596–601.
7. Ito T, Kudo M, Yozu R. Usefulness of osteosynthesis device made of hydroxyapatite-poly-L-lactide composites in post-access cardiac surgery. Ann Thorac Surg. 2008;86:1905–8.
8. Kawachi R, Watanabe S, Suzuki K, Asamura H. Clinical application of costal coaptation pins made of hydroxyapatite and poly-L-lactide composite for posterolateral thoracotomy. Eur J Cardiothorac Surg. 2008;34:510–3.
9. Bell RB, Kindsfater CS. The use of biodegradable plates and screws to stabilize facial fractures. J Oral Maxillofac Surg. 2006;64:31–9.
10. Yerit KC, Hainich S, Turhani D, Klug C, Wittwer G, Ockher M, Ploder O, Undt G, Baumann A, Ewers R. Stability of biodegradable implants in treatment of mandibular fractures. Plast Reconstr Surg. 2005;115:1863–70.
11. Mayberry JC, Terhes JT, Ellis TJ, Wanek S, Mullins RJ. Absorbable plates for rib fracture repair: preliminary experience. J Trauma. 2003 Nov;55(5):835–9.
12. Marasco SF, Sutalo ID, Bui AV. Mode of failure of rib fixation with absorbable plates: a clinical and numerical modelling study. J Trauma. 2010;68(5):1225–33.
13. Sales JR, Ellis TJ, Gillard J, Liu Q, Chen JC, Ham B, Mayberry JC. Biomechanical testing of a novel, minimally invasive rib fracture plating system. J Trauma. 2008;64(5):1270–4.
14. Mohr M, Abrams E, Engel C, Long WB, Bottlang M. Geometry of human ribs pertinent to orthopaedic chest-wall reconstruction. J Biomech. 2007;40:1310–7.
15. Jayle CP, Allain G, Ingrand P, Laksiri L, Bonnin E, Hajj-Chahine J, Mimoz O, Corbi P. Flail chest in polytraumatized patients: surgical fixation using stracos reduces ventilator time and hospital stay. Biomed Res Int. 2015;2015:624723.
16. Coonar AS, Wihlm JM, Wells FC, Qureshi N. Intermediate outcome and dynamic computerised tomography after chest wall reconstruction with the STRATOS titanium rib bridge system: video demonstration of preserved bucket-handle rib motion. Interact Cardiovasc Thorac Surg. 2011;12(1):80–1.
17. Wiese MN, Kawel-Boehm N, Moreno de la Santa P, Al-Shahrabani F, Toffel M, Rosenthal R, Schäfer J, Tamm M, Bremerich J, Lardinois D. Functional results after chest wall stabilization with a new screwless fixation device. Eur J Cardiothorac Surg. 2015;47:868–75.
18. Marasco S, Quayle M, Summerhayes R, Sutalo ID, Liovic P. An assessment of outcomes with intramedullary fixation of fractured ribs. J Cardiothorac Surg. 2016;11(1):126–40.

19. Claes L, Heigele CA. Magnitudes of local stress and strain along bony surfaces predict the course and type of fracture healing. J Biomech. 1999;32:255–66.
20. Lacroix D, Predergast P. A mechano-regulation model for tissue differentiation during fracture healing: analysis of gap size and loading. J Biomech. 2002;35:1163–71.
21. Helzel I, Long W, Fitzpatrick D, Madey S, Bottlang M. Evaluation of intramedullary rib splints for less-invasive stabilisation of rib fractures. Injury. 2009;40:1104–10.
22. Bottlang M, Helzel I, Long W, Fitzpatrick D, Madey S. Less-invasive stabilization of rib fractures by intramedullary fixation: a biomechanical evaluation. J Trauma. 2010;68(5):1218–24.
23. Zaidenberg EE, Rossi LA, Bongiovanni SL, Tanoira I, Maignon G, Ranalletta M. Snapping scapular syndrome secondary to rib intramedullary fixation device. Int J Surg Case Rep. 2015;17:158–60.
24. Tarng Y-W, Liu Y-Y, Huang F-D, Lin H-L, Wu T-C, Chou Y-P. The surgical stabilization of multiple rib fractures using titanium elastic nail in blunt chest trauma with acute respiratory failure. Surg Endosc. 2016;30:388–39.

第 **14** 章

肋骨固定术后并发症

Raminder Nirula

肋骨固定术后并发症很难与原发性损伤引起的并发症区分开来。需要接受肋骨固定术的患者存在发生肺部损伤并发症的风险，但很难确定这些并发症是否是肋骨固定术直接造成的。此外，这些患者还存在与损伤严重程度相关的胸腔外并发症的风险，如深静脉血栓、肺栓塞、导管相关性感染、尿路感染及特异性损伤等。

由于肋骨骨折常合并其他损伤，增加了死亡率和并发症的发生风险，有必要进行适当的风险调整。为了确定肋骨固定术是否与并发症的发生率或死亡率相关，必须首先调查非手术治疗患者的并发症发生率和死亡率。

与胸部创伤或手术固定有关的并发症包括肺炎、机械通气时间延长、住院时间延长，甚至死亡[1-9]。在以连枷胸为主要诊断的患者中，45~64 岁患者的住院死亡率为 4.2%，65~84 岁患者的住院死亡率为 11.3%，85 岁以上患者的住院死亡率为 28.4%。许多研究已经证实，与年轻患者相比，老年肋骨骨折患者的死亡风险明显增加[10-13]。一项包含 29 项胸部钝性伤相关研究的荟萃分析显示，年龄≥65 岁、3 处及以上肋骨骨折、合并基础疾病和损伤后出现肺部感染是死亡率升高的重要危险因素[14]。多达 40% 的多发肋骨骨折患者需要重症监护治疗，其中以老年人居多（68%）[15]。多发肋骨骨折伴移位或者连枷胸患者平均机械通气时间为 7~30 天[2,16-18]。与年轻患者相比，老年患者发生院内获得性肺炎的比例明显升高，并且与肋骨骨折的数量存在数量–效应关系，肋骨骨折数量越多，院内获得性肺炎的发生率越高（图14.1 和表 14.1）。虽然肺挫伤会延长机械通气时间，但肋骨骨折的严重程度是机械通气时间的独立预测因素。当统计肋骨骨折患者手术相关并发症的发生率和死亡率时,必须考虑到创伤本身所致相关并发症的发生率和死亡率,从而确定肋骨固定术相关并发症的发生率和死亡率。

　　数据表明,肋骨骨折手术非但不会增加死亡率,反而有可能提高生存率。一项包含 500 多例患者的 9 项研究的荟萃研究结果显示,接受肋骨固定术后,患者的死亡风险降低了 56%,肺部感染的风险降低了 55%,气管切开[4]概率降低了 75%。值得注意的是,这项荟萃分析既包含了随机对照研究,又包含了一些风险调整不足的观察性研究。但根据已有的数据,肋骨固定术并不会增加肺部感染、气管切开以及死亡的风险。

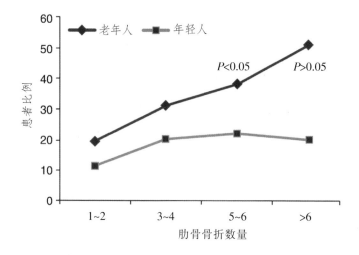

图 14.1　老年患者和年轻患者由肋骨骨折数引起肺炎的概率。(from Bulger EM, et al. Rib fractures in the elderly. J Trauma. 2000; 48 (6): 1040-6; discussion 1046-7, with permission)

表 14.1　手术固定常见并发症

并发症	发生率(%)
伤口感染	0~10
固定物感染	0~2.9
脓胸	5
胸闷/呼吸困难	19~33
慢性疼痛	11
固定物移位	0~2.9

　　事实上,肋骨固定术的术后并发症非常少见。这些并发症又可以被分为术后早期并发症和术后远期并发症。常见的术后早期并发症包括:伤口感染、脓胸、血肿或持续性胸腔积液[19]。远期并发症包括:胸闷、呼吸困难、慢性疼痛、固定物移位、植入物感染和植入物周围相关性骨折。通常很难确定胸闷、呼吸困难或者慢性疼痛是由手术固定引起的,还是由胸壁创伤导致的。

　　很难辨别观察到的并发症是与手术固定相关,还是与胸壁损伤相关。2012 年,我们开展了一项关于连枷胸肋骨固定术的成本效益的决策分析,分析了常见的肋骨固定术相关并发症的发生率[5]。在该篇综述中,一项对国家创伤数据库的评估显示,对于手术固定的患者,气管插管时间延长(>96小时)的发生率为 17%,气管切开患者的呼吸机相关性肺炎发生率为75%,而非气管切开患者的呼吸机相关性肺炎发生率为 25%,与非手术患者相比,其发生率更低或相当。这表明肋骨固定术不会延长气管插管时间,不会增加呼吸机相关性肺炎的发生风险。在一项纳入 1990—1999 年期间接受手术固定的 66 例前外侧连枷胸患者的研究中,5 例(7.6%)患者术后并发肺炎,4 例(6%)患者死于 ARDS 和多脏器功能衰竭,2 例(3%)患者发生切口感染,但不需要取出内固定钢板。在术后 6 个月的随访中,有 7% 的患者出现前胸壁的皮肤敏感性减弱,11% 的患者存在手术部位持续性疼痛。在这些患者中,50% 通过手术取出钢板,疼痛症状得以改善。所有病例在术后 6 个月时都进行了影像学随访,没有发生钢板移位的情况,但有 2例(3%)患者出现了螺钉脱位,但没有任何症状。该研究还在术后 6 个月时进行了肺功能检测,22% 的患者发生阻塞性通气功能障碍,16% 的患者存在阻塞性和限制性的混合性通气功能障碍[21]。遗憾的是,本研究未报道非手术固定的连枷胸患者的治疗结果,因此,无法确定手术固定的疗效。Granetzny 等人在一项随机研究中评估了 40 例连枷胸患者的肺功能,其中50% 的患者接受手术钢板固定,50% 的患者接受非手术治疗。损伤后 2 个月进行评估,手术组的用力肺活量和总肺活量均高于非手术组,这表明与未进行手术固定的患者相比,手术固定改善了患者限制性通气功能障碍的程度[3]。同样,Ohresser 等人的一项研究报道,在 1 年随访期间,手术患者发生呼吸困难的概率低于非手术者患者[22]。Tanaka 的随机研究显示,非手术组患者 1 年时的胸闷发生率是手术组患者的 2.5 倍[16]。对于在接受肋骨固定术的连枷胸患者,术后随访 6 个月,胸闷的发生率为 19%,但是肺功能检测结果未显示存在限制性通气功能障碍[23]。以上结果表明,对于连枷胸患者,与非手术治疗相比,肋骨固定术无论是从主观上还是从客观上都未改善肺扩张。但对于不伴有连枷胸的严重错位的肋骨骨折患者,这一点是否成立仍有待确定。

当进行手术固定时,感染是一个重要的问题。如果发生感染,则可能需要手术移除植入物或者延长治疗时间。Granetzny 的随机研究显示,手术组的胸部感染发生率为 10%,显著低于非手术组(50%)。手术组的脓胸发生率为 5%,非手术组为 10%。手术组有 2 例(10%)发生纵隔感染,2 例(10%)发生伤口感染,无肺栓塞发生,而非手术组有 1 例患者出现了肺栓塞。由于随访时间相对较短,作者没有报道钢板移位等情况[3]。

手术本身引起的并发症主要集中在伤口感染、固定物移位和植入物感染。一项配对的病例对照研究对比了 22 例采用锁定钢板固定的病例和 28 例采取非手术治疗的病例, 平均随访 17 个月, 手术组未出现固定装置故障、松动、切口感染或骨不连的情况[24]。一项澳大利亚的随机对照研究对比了 23 例行肋骨固定术患者与 23 例非手术治疗患者,手术组没有出现钢板移位、固定失败以及伤口并发症。在这项研究中,两组各有 1 例患者对自己胸部的外观感到担忧, 但两组随后进行的肺功能测试结果及损伤后 3 个月、6 个月的生活质量评分均没有差异。一项采用传统开胸入路的回顾性分析纳入了 68 例连枷胸患者,手术应用 Stratos 钛肋骨夹和带锁扣的固定棒进行固定,伤口感染率为 2.9%,有 2 例患者因为感染需要拆除部分固定装置。所有患者在术后 6 个月进行影像学检查,均未发现固定失败或者钢板移位。Pieracci 等人对手术固定的 35 例连枷胸或存在明显移位的肋骨骨折患者的资料进行了回顾性分析,其中 1 例患者因出现了固定物感染而移除了固定装置,另有 1 例患者在影像学检查中偶然发现固定螺钉出现了移位。这项研究仅评估了住院患者出院时的情况,对于远期是否会出现更多固定失败的案例尚不可知。

对于使用克氏针进行肋骨固定术仍存在一定顾虑,因为在呼吸时肋骨反复运动,克氏针有可能会发生移位并穿透肋骨。一项生物力学研究对 22 对人类肋骨分别采用髓内固定板固定和克氏针固定, 固定后重复加载负荷,比较两种固定方式的固定效果。应用克氏针固定的加载负荷是髓内固定板固定的 3 倍。尽管如此，髓内固定板仍然保持了 48% 的强度，约 50% 应用克氏针固定的病例因克氏针穿透肋骨的内皮质导致固定失败。虽然髓内固定板固定组并没有出现上述情况，但是有证据显示，可以观察到肋骨骨折的骨折线分别沿着肋骨的上、下皮质进一步延伸[25]。一项应用猪肋骨进行骨折固定的生物力学研究比较了髓内钉和 Inion 公司骨科创伤固定板装置的固定效果，与髓内钉相比，Inion 固定装置在更高的剪切力下仍然能保持固定形态[26]。因此，基于生物力学数据和有限的临床证据，相比髓内钉和克氏针固定，采用 Inion 固定装置固定肋骨骨折的成功率是最高的。

参考文献

1. Bulger EM, et al. Rib fractures in the elderly. J Trauma. 2000;48(6):1040–6. discussion 1046–7
2. Balci AE, et al. Open fixation in flail chest: review of 64 patients. Asian Cardiovasc Thorac Ann. 2004;12(1):11–5.
3. Granetzny A, et al. Surgical versus conservative treatment of flail chest. Evaluation of the pulmonary status. Interact Cardiovasc Thorac Surg. 2005;4(6):583–7.
4. Leinicke JA, et al. Operative management of rib fractures in the setting of flail chest: a systematic review and meta-analysis. Ann Surg. 2013;258(6):914–21.
5. Bhatnagar A, Mayberry J, Nirula R. Rib fracture fixation for flail chest: what is the benefit? J Am Coll Surg. 2012;215(2):201–5.
6. Nirula R, et al. Rib fracture stabilization in patients sustaining blunt chest injury. Am Surg. 2006;72(4):307–9.
7. Marasco SF, et al. Prospective randomized controlled trial of operative rib fixation in traumatic flail chest. J Am Coll Surg. 2013;216(5):924–32.
8. Majercik S, et al. Long-term patient outcomes after surgical stabilization of rib fractures. Am J Surg. 2014;208(1):88–92.
9. Slobogean GP, et al. Surgical fixation vs nonoperative management of flail chest: a meta-analysis. J Am Coll Surg. 2013;216(2):302–11. e1
10. Bauza G, et al. High mortality in elderly drivers is associated with distinct injury patterns: analysis of 187,869 injured drivers. J Trauma. 2008;64(2):304–10.
11. Brasel KJ, et al. Rib fractures: relationship with pneumonia and mortality. Crit Care Med. 2006;34(6):1642–6.
12. Kent R, Woods W, Bostrom O. Fatality risk and the presence of rib fractures. Ann Adv Automotive Med. 2008;52:73–82.
13. Sharma OP, et al. Perils of rib fractures. Am Surg. 2008;74(4):310–4.
14. Battle CE, Hutchings H, Evans PA. Risk factors that predict mortality in patients with blunt chest wall trauma: a systematic review and meta-analysis. Injury. 2012;43(1):8–17.
15. Sirmali M, et al. A comprehensive analysis of traumatic rib fractures: morbidity, mortality and management. Eur J Cardio-Thoracic Surg. 2003;24(1):133–8.
16. Tanaka H, et al. Surgical stabilization of internal pneumatic stabilization? A prospective randomized study of management of severe flail chest patients. J Trauma. 2002;52(4):727–32. discussion 732
17. Voggenreiter G, et al. Operative chest wall stabilization in flail chest—outcomes of patients with or without pulmonary contusion. J Am Coll Surg. 1998;187(2):130–8.
18. Ahmed Z, Mohyuddin Z. Management of flail chest injury: internal fixation versus endotra-

cheal intubation and ventilation. J Thorac Cardiovasc Surg. 1995;110(6):1676–80.

19. Nirula R, Mayberry JC. Rib fracture fixation: controversies and technical challenges. Am Surg. 2010;76(8):793–802.

20. National Trauma Data Bank. American College of Surgeons.

21. Lardinois D, et al. Pulmonary function testing after operative stabilisation of the chest wall for flail chest. Eur J Cardiothorac Surg. 2001;20(3):496–501.

22. Ohresser P, et al. The functional sequelae of closed thoracic injuries (apropos of 92 cases). Poumon Coeur. 1972;28(3):145–50.

23. Wiese MN, et al. Functional results after chest wall stabilization with a new screwless fixation device. Eur J Cardio-Thoracic Surg. 2015;47(5):868–75.

24. Althausen PL, et al. Early surgical stabilization of flail chest with locked plate fixation. J Orthop Trauma. 2011;25(11):641–7.

25. Bottlang M, et al. Less-invasive stabilization of rib fractures by intramedullary fixation: a biomechanical evaluation. J Trauma. 2010;68(5):1218–24.

26. Campbell N, Richardson M, Antippa P. Biomechanical testing of two devices for internal fixation of fractured ribs. J Trauma. 2010;68(5):1234–8.

第 15 章

未来发展方向

Fredric M. Pieracci

当前,胸壁损伤的治疗迎来了新进展。10 年前,这类损伤的治疗主要集中在使用机械通气支持呼吸功能及使用麻醉药物实现镇痛。遗憾的是,这些治疗策略通常会带来一些问题,如机械通气会引起医源性并发症(如呼吸机相关性肺炎,长时间机械通气甚至会导致呼吸衰竭),而麻醉药物的使用会产生药物滥用和药物成瘾的问题。

人们认识到长期机械通气和麻醉药品使用的危险性后,推动了对胸壁损伤患者管理的创新。此外,在先进的技术条件下,创建了肋骨特异性固定系统,为严重胸壁损伤的患者提供了个性化的手术选择。而且,与肋骨骨折管理相关的医疗工作者也扩大到其他相关学科,如骨科、胸外科医生,以及物理治疗师、麻醉师、康复医学医生、呼吸治疗师和肺科医生。

然而,这些治疗的进展仍然处于起步阶段,也遇到了持有传统治疗思维的医务人员的阻力。如何收集和整理迅速发展和出现的大量肋骨骨折相关资料仍然是一个挑战。本章将为未来 10 年胸壁损伤领域治疗模式的整合和完善提供一个议程,总结见表 15.1。

肋骨骨折患者出现并发症的风险

肋骨骨折包含的损伤情形非常广泛,从单一的无移位骨折到伴有骨缺失的多处粉碎性骨折。此外,由于患者的人口统计学特征、合并症和伴随损伤不同,即使是几乎相同的骨折类型,也可能呈现出完全不同的表现形式。

表 15.1　肋骨骨折患者未来的治疗方向总结

类别	任务
分类和预测	改进和验证现有的肋骨骨折患者分流路径,纳入临床变量
	制订和验证肋骨骨折的标准命名法
	完善评分系统,以纳入复杂的骨折模式
	规范或放弃"连枷胸"一词
	减少或取消对肋骨骨折患者的常规阿片类药物处方
手术适应证	将临床变量纳入手术适应证并加以强调
	评价 SSRF 对无连枷胸患者的疗效
	预测肋骨骨折移位的进展
	评价锁骨、肩胛骨修复治疗同侧严重肋骨骨折的疗效
手术技术	开发预前成型的肋骨后部和前部固定板
	开发肋骨特异性可吸收固定板和螺钉
	开发胸腔镜下 SSRF 的工具和技术
系统	制订和实施胸壁外科手术优先权的基准
	实现胸壁损伤中心区域化
	创建一个国际数据存储库
	规范并报告手术并发症
	常规测量和报道肋骨骨折研究的长期结果
	制订并验证肋骨骨折特异性生活质量问卷

因此,当前健康管理系统存在对患者错误分类的情况,有着巨大的改进空间。一直以来,对肋骨骨折患者的处理都没有形成定论,其中一部分原因是预测肋骨骨折不良预后的因素尚未完全明了。

只有少数肋骨骨折患者会出现危及生命的并发症[2],但是如何尽早地识别这些并发症仍然面临着挑战。在一些病例数比较多的中心已经开始制订并施行了针对肋骨骨折患者的分诊方案(图 15.1)。然而,目前仍然缺少有效的数据去评价这些分诊方案的预测能力以及所设定变量的相对价值[3,4]。目前可用的肋骨骨折评分系统通常基于影像学和人口统计学变量(如骨折数量、年龄),并没有纳入生理变量[5]。虽然这些一般参数(如肋骨骨折总数)确实可以粗略地预测某些结局(如死亡率)[6],但是对于大多数可变性结果,并不能起到准确的预测作用。

我们的团队试图将更详细的骨折类型信息纳入肋骨骨折的评分系统中,并将该评分系统命名为 RibScore,其中包括了骨折移位的程度和骨折

肋骨骨折算法

第 1 步

入院后,使用 PO 药物控制疼痛后,满足以下

　　两项及以上:

☐ RR>18

☐ IS<预测值的 75%*

☐ 数字疼痛评分≥6 分

☐ 咳嗽严重

☐ 年龄≥65 岁

☐ ≥3 处骨折

第 2 步

入院后,进入 SICU,满足以下一项及以上:

☐ 年龄≥65 岁

☐ ≥6 处骨折

☐ IS<预测值的 60%*

☐ 为维持血氧饱和度>90%,需要给予

　　>4L O_2

☐ 存在入住 ICU 的相关损伤

☐ 急诊/外科工作人员的自由裁量权

PO(门诊)患者疼痛方案:

· 诱发性肺量计

· 异丁苯丙酸 800mg,PO,每 6 小时 1 次

· 加巴喷丁 800mg,PO,每天 3 次

· 苯甲二氮䓬 5~10mg,PO,每天 1 次

· 羟考酮,PRN

住院患者疼痛方案:

· 诱发性肺量计

· 离床活动

· 疼痛导管与硬膜外导管

· 异丁苯丙酸 800mg,PO,每 6 小时 1 次

· 加巴喷丁 800mg,PO,每天 3 次

· 苯甲二氮䓬 5~10mg,PO,每天 1 次

· 羟考酮,PRN

· 静脉输注麻醉药,PRN

· 考虑行 SSRF

考虑行 SSRF,如果存在以下情况:

· 连枷胸

· ≥3 处严重移位性骨折

· 单侧胸腔容积丢失≥30%

· 非 OP 管理失败

* 由急诊呼吸治疗师确定

图 15.1　丹佛健康医疗中心急诊科肋骨骨折患者的临床路径。SSRF,肋骨固定术。

的部位(前肋、侧肋、后肋)[5]。尽管 RibScore 确实具有良好的预测能力,但是仍然无法对大多数患者的呼吸功能变化进行有效的预测。因此,有必要评估更详细的骨折类型信息,如将骨折的解剖位置进一步细分来进行比较(如前肋、侧肋和后肋的比较)以及与胸壁的其他骨骼(如锁骨、肩胛骨)的关系。

　　这一概念取决于描述胸壁损伤的标准化术语的发展，包括骨折位置、移位程度和连枷胸。例如，人们经常使用"侧肋"来描述肋骨骨折，但是目前并不清楚这个术语的真正定义是指解剖学上的腋前线和腋后线之间的部分，还是影像学上从胸骨的 1/3~2/3 到脊柱的距离，抑或是这两者的某种组合。定义的模糊也限制了从特定肋骨骨折类型(如侧肋骨折)的亚组人群研究中得出结论。

　　另一个与命名相关的问题涉及"连枷胸"这个术语的使用(该术语经常被的误用)。虽然这个术语最初被用于描述在体检时观察到的浮动胸壁部分的反常运动[7]，但其已被扩展应用到影像学上发现 2 根或以上相邻肋骨、每根肋骨出现 2 处或以上骨折的情形。由于临床上和影像学上对连枷胸概念的应用含糊不清，导致实际上影像学上的连枷胸患者其实包含了在临床表现和治疗方法上存在着巨大差异的一组人群。由于影像学上连枷胸患者间存在巨大的生理差异，将该术语作为纳入标准来制订临床路径或者开展临床研究，几乎得不到任何有意义的信息。遗憾的是，目前大多数涉及严重胸壁损伤患者的临床研究，包括评分系统、镇痛方案和肋骨骨折的外科手术固定等，都是以影像学上的连枷胸作为纳入标准的。

　　尽管"连枷胸"一词在创伤外科医生心中已经根深蒂固，但包括笔者在内的许多胸壁外科医生都认为应该摒弃"连枷胸"这个术语。如果仍然想使用这个术语，也应该对其进行修改，以明确区分临床表现(如"连枷节段")和影像学发现(如"浮动节段")。此外，当使用"连枷胸"这个含糊不清的术语作为临床研究或临床路径的纳入标准时，应该谨慎。

　　当前有一些组织，包括胸壁损伤协会(CWIS)和 AO 胸科专家组，合作围绕胸壁损伤制订了一个标准化的命名法则。该命名法则以客观的、可重复的参数为特征，对应美国创伤外科协会的其他分级系统[8]。在这种命名法则被制订和验证之前，针对肋骨骨折患者亚组进行分析研究是不可能得出有意义的结论的。

　　另一个肋骨骨折重要的未来发展方向是制订和验证一个高效的评分系统，该评分系统不仅仅依赖于相对简单的骨折数量和以人口统计数据为变量。需要进一步评估的参数还包括肺生理变量，如呼吸频率、需氧量、诱发性肺活量测定和咳嗽能力。随着时间推移，一些动态参数(包括症状变化和止痛药物的使用情况)也值得研究。这一领域开展的一些初步工作已经为将来开展大规模的临床研究奠定了基础[9-11]。

镇痛

肋骨骨折引起的疼痛限制了呼吸功能,导致分泌物淤积、肺不张和呼吸衰竭的风险增加。与其他骨折相比,对肋骨骨折的有效镇痛尤其具有挑战性。这是因为,除了手术固定范围内的肋骨,与其相邻的肋骨需要参与呼吸运动,不可以限制其活动。肋骨骨折导致的疼痛不仅限于急性期,也有可能是永久性的[12]。

不考虑肋骨骨折的数量或者骨折的类型,绝大多数患者都需要服用止痛药物进行镇痛[1]。随着媒体的关注度增加,患者和医生越来越意识到无节制地使用阿片类药物进行镇痛会对患者的身心带来危害[13]。因此,对于肋骨骨折患者的管理,一个重要的转变就是避免通过使用强制性麻醉药物来控制疼痛。

大量的非麻醉性镇痛药同样可用于治疗肋骨骨折后的疼痛。但是,这种方式并没有得到充分利用。这在非创伤中心就诊的肋骨骨折患者中尤其明显。因为麻醉处方药十分便宜,患者不太可能接受更为昂贵的局部麻醉镇痛方式[14]。需要进一步研究新的肋骨骨折镇痛方法,包括口服加巴喷丁、静脉注射氯胺酮和利多卡因,以及局部区域神经阻滞。最后一类神经阻滞需要使用相应的仪器来定位局部的解剖结构,包括超声引导下前锯肌阻滞和椎旁阻滞、经皮穿刺留置导管和胸腔镜下于胸膜下间隙注射丁哌卡因脂质体[15]。

改善肋骨骨折患者的疼痛以及减少麻醉药使用剂量来缓解疼痛,可能需要采取多学科的方法。与包括麻醉师和疼痛治疗医生在内的疼痛管理团队进行合作,开发针对肋骨骨折的镇痛途径,并予以推广实施。采用标准化的镇痛方案并对镇痛结果进行评估将有助于了解不同镇痛方式之间的优缺点。对肋骨骨折患者的评估必须常规考虑到患者对镇痛和麻醉药的使用需求[11],而不仅仅是评估患者是否符合入院指征。

肋骨骨折的手术治疗(SSRF)

胸壁创伤领域最广为人知的进步是 SSRF 的发展。最近的全国会议上报道的数量、同行评议期刊论文数量以及在过去 5 年内新上市的固定装置数量都大幅增加,从侧面也体现了这一技术的发展[16]。因为缺乏强有力的证据,很多人认为目前推广 SSRF 技术尚不成熟。更有学者认为,SSRF 的发展受到器械行业以及 SSRF 这个术语代码的影响。无论当前 SSRF 发展的原因是什么,以及其最终疗效如何,SSRF 技术是否合理,最终还是取决于外科医生,外科医生有责任继续对该手术的效果进行严格评估。

手术指征和手术时机

此前,SSRF 的研究主要局限于影像学诊断的连枷胸患者,其特点是在患者选择、手术时机和随访方法上存在着巨大的差异[17-19]。在有关 SSRF 的文献中,最主要的不足就是缺少对非连枷胸肋骨骨折患者开展 SSRF 疗效的评估,在制订全国共识的声明中也提到了这一点[20,21]。尽管如此,我们通过对国家创伤数据库数据进行分析发现,目前的大多数 SSRF 都是在非连枷胸患者中进行的[16]。

虽然在理论上对非连枷性严重胸壁外伤(如多发性、双皮质性、移位性骨折)患者行胸部固定手术有益处,但并没有针对这一亚组患者进行专门的研究。相反,在较大规模的临床研究中,这部分患者只是作为数量相对较少的亚组人群[22,23]。我们最近调查了 CWIS 的成员把非连枷胸患者作为 SSRF 适应证的情况,发现大约有 50% 的患者被建议进行手术治疗。这些患者被纳入一项多中心随机临床研究,该研究评估了针对没有连枷胸的肋骨骨折患者实施 SSRF 的疗效。

仅使用连枷胸和骨折移位这些相对通用的骨折模式可能会低估了胸壁损伤的复杂性。连枷节段的致残程度可能取决于一些其他变量,如肋骨骨折的精确部位(例如,前侧、后侧或外侧)、涉及的肋骨数量以及连枷节段所处的平面位置。进一步来看,骨折移位是一个动态的变量,某些非移位的骨折患者后续可能发展为严重的双皮质移位骨折(图15.2)。但如何发现有这种进展风险的患者仍然是一个挑战。其他需要进一步研究的骨折类型包括肋骨骨折合并锁骨或肩胛骨骨折、肩胛骨下方的骨折和胸部挤压伤导致的连枷节段位于前胸壁的骨折。而且,当处理同侧胸壁损伤时,对于修复锁骨和肩胛骨的疗效也需要进行具体的研究。

目前关于手术适应证的另一个缺陷是没有纳入肺的生理性指标。许多

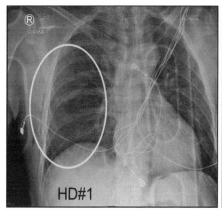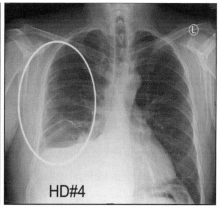

图 15.2　后肋骨骨折的间隙移位。 HD，住院时间。

外科医生都会碰到一些存在严重的胸壁损伤但临床表现良好的病例；相反，有的只有 1 根或 2 根伴有移位的肋骨骨折患者存在伴随骨擦感的疼痛，而这种情况会在手术固定后消失。肺相关参数包括激励性肺活量、肺活量、数字疼痛评分、咳嗽程度和镇痛需求。当前，人们已经通过使用有限的床旁肺功能检测来识别保守治疗可能会失败的高风险患者[9,10,25]。将上述肺生理指标也纳入研究将是未来的一项重要任务。

除了手术适应证外，SSRF 的最佳时机仍然不清楚。除了明确的手术禁忌外（如休克、颅内高压和不稳定的骨盆骨折），尚不清楚早期手术是否比晚期手术更有益。支持早期手术的人们认为，如果在入院时或入院前就已经存在一些明确的临床和影像学指标，可以预测保守治疗大概率会失败，应该及时开展外科手术。相比之下，支持晚期手术者认为，通过保守治疗可以筛选出更适合外科手术的患者。

对前瞻性收集的 SSRF 患者数据库的多中心分析发现，与入院 3~10 天进行手术的患者相比，入院后 24 小时内手术的患者的肺部预后更好。但这些数据来自创伤患者数量较多的中心，是经过精心选择的患者，有必要进行更多的前瞻性研究来明确 SSRF 的最佳手术时机。

手术的障碍

在一项 10 年的调查中，外科医生指出，专业知识的缺乏和缺少前瞻性研究的证据是推广 SSRF 最主要的障碍。从那时起,已有多项与 SSRF 相关的研究发表,并且大多数国家的专业组织以及第三方供应商都提供了关于外科手术技术的课程培训。除了上述调查研究,我们对于未接受外科手术治疗的严重胸壁创伤患者数量和原因有一个基本的了解。可以肯定的是,未进行外科手术最主要的原因还是缺少明确的手术适应证,并且这个数字也是在不断变化的。然而,有一小部分患者在接受了手术后病情出现了恶化。了解这些病例病情恶化的原因将有助于完善手术获益人群的选择,为患者及手术医生提供更多的指导。此外,另有一部分被认为不适合行手术治疗的患者同时合并肺损伤。对这两类人群都需要进行进一步的研究。此外,是否对连枷胸患者实施 SSRF 与各中心是否常规开展此类手术显著相关[16]。在可能的情况下,无论支持还是反对 SSRF,都应该尽量减少为同样伤情患者选择手术或保守治疗的偏见。

手术技巧

对于早期的肋骨骨折,尝试进行外固定或内固定手术时所使用的材料与肋骨性质有很大不同[27],如克氏针和固定下颌骨的钢板。20 世纪 90 年代,随着肋骨专用的固定板及支撑装置的出现,SSRF 技术得到快速发展[28]。与其他长骨相比,肋骨具有独特的生物力学特性(如肋骨的外形结构和弹性),这些专用固定材料的出现促进了肋骨骨折固定技术的发展。

尽管在固定材料方面取得了一些进展,但仍然存在着一些挑战。预成形钢板需要与肋骨的外皮质轮廓相匹配,因此,需要在术中对钢板进行一定程度的弯曲,使得钢板能够贴合到肋骨骨折部位的外皮质表面。这个问题在后肋骨骨折中尤为明显,由于此部位的肋骨呈锐角走行,加之来自前锯肌的拉力,固定材料发生故障的比例较高[29]。当前,对于后肋骨骨折的固定,还缺少高贴合度、高强度的预成形固定板。

由于靠近肋软骨和胸骨,前段肋骨骨折的固定具有一定挑战。需要进一步研究以评估肋软骨固定的长期稳定性。关于前段肋骨骨折手术治疗的一个重要进展是肋骨和胸骨专用的"T"形钢板出现,可同时为这两种结构提供刚性固定(图 15.3)。

可吸收板被认为是手术技术最后一个发展方向。尽管并不常见,但是如果 SSRF 中使用的永久性固定板引发感染是非常麻烦的[30]。同时,外科医生和患者对植入永久性固定板也都心存芥蒂[26]。

虽然目前美国还没有专门用于肋骨的可吸收固定系统，但是在动物[31]和人体[32]实验中获得的良好数据为该系统的开发提供了基础。在 SSRF 中常规或者选择性地应用可吸收板和可吸收螺钉代表了胸壁外科领域发展的一个必然方向。

无论采用何种固定系统，在肋骨骨折的定位和显露方面都取得了实质性进展。直到最近，几乎所有的 SSRF 手术都是在侧卧位下，通过与下方肋骨走行平行的传统后外侧开胸切口完成的。常规分离切开背阔肌、斜方肌、菱形肌和前锯肌，牵拉肩胛骨，但这种切口也导致了在术后以及长期的随访过程中有相当数量的患者出现功能障碍。

一些选择性的胸部外科手术已经逐步向微创手术转变[33]，SSRF 也同样经历着这一转变。随着手术经验的增加，现在许多外科医生都使用相对较小的切口并通过牵拉肌肉来进行手术，以代替传统切开肌肉的显露方法。笔者在切口方面的探索是将水平方向的切口转换为垂直方向的切口，具体表现为：以背阔肌内侧边界为中心，作为外侧肋骨骨折的入路（图 15.4）[34]。该切口通过牵拉而不是切开背阔肌来显露固定部位，并通过

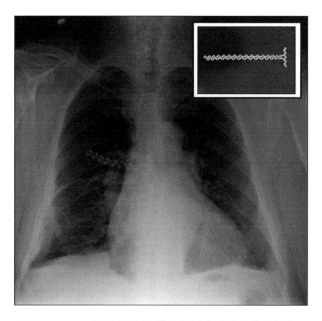

图 15.3　"T"形钢板被用于将胸骨固定到前肋骨骨折段。

单独切开前锯肌的纤维组织来显露第 3~8 侧肋。

　　对于前、后段骨折的显露,也有一些创新的入路。例如,许多外科医生嘱患者取俯卧位来探查后段骨折,这种体位有助于肩胛骨向侧面移动(而不是向内收缩),并通过听诊三角入路,可以进一步避免切开肌肉。取俯卧位也可以同时修复胸椎骨折(图 15.5)。应用电动直角钻和螺丝刀,可通过相对较小的切口显露骨折部位并进行固定。

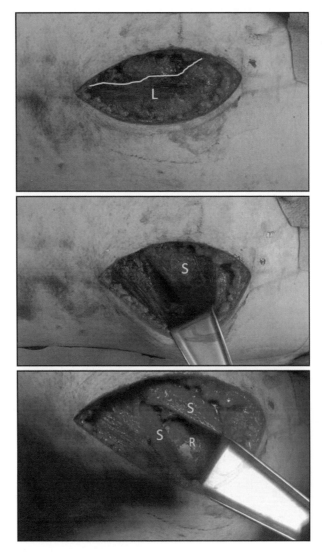

图 15.4　对侧肋骨折患者使用保留肌肉的开胸切口。L,背阔肌;S,前锯肌;R,肋骨。

利用胸腔镜微创技术将肋骨固定装置放置在肋骨的内皮质侧进行固定,也许是全胸腔镜技术的最后一个领域。该技术较传统手术有许多优点,如切口更小、方便固定靠近边缘的肋骨骨折、可同时进行胸膜的病理诊断和治疗、可以消除皮下固定板的异物感。虽然已经有人采用了这种技术[35],但是理论和技术之间仍然存在很大的差距。手术的开展受到现有钢板(设计用于肋骨外皮质固定)、复位工具的限制,以及缺少在胸腔镜下处理肋骨骨折导致的胸廓凹陷所需的可以 180°弯折的钻头和螺丝刀。对于这种大角度的操作,可能使用机器人会更加适合。

3D 打印技术可以作为胸壁畸形手术规划的一种辅助技术。虽然这项技术尚不成熟,但理论上已经有多种用途,包括在严重粉碎性骨折时打印对侧正常肋骨用于制作预成形胸廓钢板,该方法既能缩短手术时间,又能最大限度地提高钢板与肋骨的贴合度。打印患者胸壁的 3D 重建结构也可以更好地向患者展示他们受伤的严重程度和手术技术的细节。

并发症的报道和治疗

幸运的是,严重的 SSRF 并发症相对较少。然而,由于没有标准化的并发症报告系统,目前文献主要报道的是单中心不同定义的不良事件。其他严重的并发症,如植入材料感染[30]、神经损伤[36],直到现在才开始陆续被报

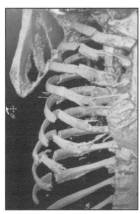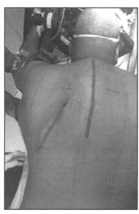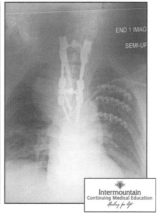

图 15.5　在俯卧位下同时修复后肋骨折和胸椎骨折。

道。关于这方面并发症的报道可以参考其他学科,如用于急性冠状动脉综合征临床评估出血并发症的分级量表[37]。可以参考表 15.2 进行 SSRF 后植入材料感染并发症的分级。对外科手术并发症的标准化、统一的定义将有助于进行有意义的比较,并最终改善患者的预后。

系统性问题

在过去的 20 年里,与胸壁损伤相关的信息数量和细节激增。大多数处理过这些损伤的外科医生都认为,这些信息已经足以考虑将"胸壁创伤"作为创伤外科的一个亚专业。因此,随着这一新领域的不断发展与成熟,有必要考虑一些与其他亚专业类似的系统性问题。

这个过程中的一个重要步骤就是,当行外科手术处理胸壁创伤时,需要有相应的资格认证。虽然每个医疗机构对医务人员在这方面的要求有所不同,但是如果致力于发展胸壁创伤技术中心,应该为当前实施胸部创伤手术的医生以及后续参与治疗的医生制订不同准入标准和手术分级。理想情况下,类似其他外科领域已经执行的标准,准入的最低标准应该由国家或国际组织来发布[38]。授权最低准入标准应该考虑的因素参见表 15.3。

目前有大量数据证明,在很多外科手术领域,手术量的多少与预后之

表 15.2 肋骨骨折手术稳定后植入体感染的标准定义和分级量表的假设病例

类别	任务
定义	1. 局部感染的证据,包括以下一种或多种:红斑,手术部位水肿,压痛,手术部位脓液,植入物周围增强或含气液体的影像学(CT 或超声)表现
	2. 全身感染的临床症状包括以下两种或两种以上: 发热>38.5℃,白细胞增多>12 000 个/微升,呼吸频率>20 次/分, 心率>110 次/分
	3. 在取样的液体中,一种或多种病原体生长
亚组	1. 早期:手术后 14 天内
	2. 延迟:手术后超过 14 天
分级	Ⅰ级:单独抗菌治疗引起皮肤变化
	Ⅱ级:感染,需要切开伤口,同时引流或不引流。植入物保持原状
	Ⅲ级:感染,需要移除植入物

间存在关联 [39]。然而，目前并没有强有力的证据表明这种关系适用于 SSRF。我们对美国国家创伤数据库(NTDB)中的 SSRF 数据进行分析发现，在 I 级创伤中心和创伤手术量大的中心开展 SSRF 的结局更好。当然，这些数据可能会受到其他医疗机构和地域因素的影响 [16]。SSRF 技术的持续改进，包括胸腔镜手术、骨移植和肋骨边缘骨折的处理等，都成为强调建立胸部创伤转诊中心的理由。此外，对于完善的管理系统而言，外科技术只是其中的一部分，还需要考虑疼痛管理、理疗以及肺康复等团队的协作。将在胸壁创伤中心接受治疗的患者与在其他创伤中心和非创伤中心就诊患者的预后进行对比评估是非常有必要的。此外，SSRF 应该作为一个新的内容，被纳入普通外科住院医生和创伤与急救外科医生的培训中。

　　为了进一步推动该领域的发展，有必要建立具有胸壁创伤管理专业知识的创伤中心，同时建立由具有胸壁创伤方面专业知识的专家和致力于推动胸壁创伤治疗发展的医务人员组成的国内和国际专业协会。此外，其可以作为一个亚组专业团体，加入已有的组织(如美国创伤外科协会)或新建立的组织(如 CWIS)中。该组织将负责胸壁外科手术资质的授权和认证、专业术语的命名、临床指南的制订、数据库的维护、开展继续教育、专业领域内的联系以及开展研究。应建立一个国际化的数据库，通过比较不同中心的治疗结局、管理模式、疗效定义等，建立一个标准的治疗方案。这样的数据库最好被纳入上述专业组织中。并且，该组织应该努力吸纳来自创伤外科、胸外科、骨科的代表，以促进胸部创伤知识的交流传播以及相互之间的交叉合作。

表 15.3　建议具备以下条件才能进行胸壁损伤治疗

数字	描述
1	普通外科、骨外科或胸外科认证
2	参加关于 SSRF 技术的研讨会/课程，并提供适当的文件
3	由 SSRF 特聘外科医生指导治疗过 5~10 例病例
4	参加过机构发病率和(或)死亡率相关的会议或向国家数据库提交过结果，对结果进行批判性分析
5	2 年的时间里，至少通过 10 次 SSRF 操作来维护专业知识

SSRF，肋骨骨折固定手术。

结果

基于人群的横断面研究表明,严重胸壁损伤可导致长期甚至永久性残疾[12,40]。然而,大多数针对此类患者的干预治疗研究仅限于针对急性期的处理。研究结果也多是一些呼吸衰竭的发生率、气管切开比例、死亡率等相对笼统、粗糙的指标。随着胸壁创伤患者的死亡率持续降低,有必要对幸存者的生活质量进行分析。

探索新型镇痛药物、镇痛方式以及外科手术对胸部创伤患者长期生活质量的影响才刚刚开始,当务之急是建立和论证专门针对肋骨骨折患者生活质量的量表。例如,继发于后肋的移位骨折摩擦引发的长期肩袖功能受损,在所有关于肋骨骨折患者的前瞻性研究中都没有涉及。相比之下,大多数调查采用的都是相对通用的生活质量量表[42,43]。最近,已有关于 SSRF 的特定量表发布[23],然而,这些问卷量表仍然需要进一步验证。如果肋骨骨折患者能够参与到未来的研究设计和实施中,有可能进一步提高研究的质量。

结论

胸壁创伤领域的发展非常迅速。人们认识到管理这些胸部创伤包含了不同的技术,掌握足够的知识是其中至关重要的一步。尽管肋骨骨折的治疗相对混乱,但已经有了很好的基础。总体来说,在未来 10 年,改进专业术语命名、提高镇痛疗效、制订手术指征是 3 个迫切需要解决的问题。当前有很多肋骨骨折相关方向可以进行研究,相关研究者单从本章中就可以找到几个研究主题。随着肋骨骨折管理技术的宣传推广,尤其是外科手术的范围不断扩大,临床医生需要秉承协作性、客观性和假设检验的基本原则。对于这一常见、危害也比较大的胸壁创伤的治疗,仍然有较大的改进空间。

参考文献

1. Alghnam S, Castillo R. Traumatic injuries and persistent opioid use in the USA: findings from a nationally representative survey. Inj Prev. 2017;23(2):87–92.
2. Majercik S, Pieracci FM. Chest wall trauma. Thorac Surg Clin. 2017;27(2):113–21.
3. Gonzalez KW, et al. A pilot single-institution predictive model to guide rib fracture management in elderly patients. J Trauma Acute Care Surg. 2015;78(5):970–5.
4. Pressley CM, et al. Predicting outcome of patients with chest wall injury. Am J Surg. 2012;204(6):910–3. discussion 913–4
5. Chapman BC, et al. RibScore: a novel radiographic score based on fracture pattern that predicts pneumonia, respiratory failure, and tracheostomy. J Trauma Acute Care Surg. 2016;80(1):95–101.
6. Flagel BT, et al. Half-a-dozen ribs: the breakpoint for mortality. Surgery. 2005;138(4):717–23. discussion 723–5
7. Landercasper J, Cogbill TH, Lindesmith LA. Long-term disability after flail chest injury. J Trauma. 1984;24(5):410–4.
8. American Association for the Surgery of Trauma Organ Injury Scoring Scales. http://www.aast.org/Library/TraumaTools/InjuryScoringScales.aspx. Assessed 12 Oct 2017.
9. Carver TW, et al. Vital capacity helps predict pulmonary complications after rib fractures. J Trauma Acute Care Surg. 2015;79(3):413–6.
10. Butts CA, et al. Do simple beside lung function tests predict morbidity after rib fractures? Am J Surg. 2017;213(3):473–7.
11. de Moya M, et al. Pain as an indication for rib fixation: a bi-institutional pilot study. J Trauma. 2011;71(6):1750–4.
12. Fabricant L, et al. Prolonged pain and disability are common after rib fractures. Am J Surg. 2013;205(5):511–5. discusssion 515–6
13. Glowacki EM, Glowacki JB, Wilcox GB. A text-mining analysis of the public's reactions to the opioid crisis. Subst Abus. 2017:1–5.
14. Gage A, et al. The effect of epidural placement in patients after blunt thoracic trauma. J Trauma Acute Care Surg. 2014;76(1):39–45. discussion 45–6
15. Truitt MS, et al. Continuous intercostal nerve blockade for rib fractures: ready for primetime? J Trauma. 2011;71(6):1548–52. discussion 1552
16. Kane E, et al. Quantifying and exploring the recent national increase in surgical stabilization of rib fractures. J Trauma Acute Care Surg. 2017;83(6):1047–52.
17. Leinicke JA, et al. Operative management of rib fractures in the setting of flail chest: a systematic review and meta-analysis. Ann Surg. 2013;258(6):914–21.
18. Coughlin TA, et al. Management of rib fractures in traumatic flail chest: a meta-analysis of randomised controlled trials. Bone Joint J. 2016;98-B(8):1119–25.
19. Slobogean GP, et al. Surgical fixation vs nonoperative management of flail chest: a meta-analysis. J Am Coll Surg. 2013;216(2):302–11. e1
20. Pieracci FM, et al. Consensus statement: surgical stabilization of rib fractures rib fracture colloquium clinical practice guidelines. Injury. 2017;48(2):307–21.
21. Kasotakis G, et al. Operative fixation of rib fractures after blunt trauma: a practice management guideline from the Eastern Association for the Surgery of Trauma. J Trauma Acute Care Surg. 2017;82(3):618–26.
22. Pieracci FM, et al. A prospective, controlled clinical evaluation of surgical stabilization of severe rib fractures. J Trauma Acute Care Surg. 2016;80(2):187–94.
23. Majercik S, et al. Long-term patient outcomes after surgical stabilization of rib fractures. Am J Surg. 2014;208(1):88–92.
24. Pieracci FM, et al. Indications for surgical stabilization of rib fractures in patients without flail chest: surveyed opinions of members of the Chest Wall Injury Society. Int Orthop. 2017;42(2):401–8.

25. Doben AR, et al. Surgical rib fixation for flail chest deformity improves liberation from mechanical ventilation. J Crit Care. 2014;29(1):139–43.
26. Mayberry JC, et al. Surveyed opinion of American trauma, orthopedic, and thoracic surgeons on rib and sternal fracture repair. J Trauma. 2009;66(3):875–9.
27. Bemelman M, et al. Historic overview of treatment techniques for rib fractures and flail chest. Eur J Trauma Emerg Surg. 2010;36(5):407–15.
28. Bottlang M, et al. Biomechanical rationale and evaluation of an implant system for rib fracture fixation. Eur J Trauma Emerg Surg. 2010;36(5):417–26.
29. Marasco SF, Sutalo ID, Bui AV. Mode of failure of rib fixation with absorbable plates: a clinical and numerical modeling study. J Trauma. 2010;68(5):1225–33.
30. Thiels CA, et al. Infected hardware after surgical stabilization of rib fractures: outcomes and management experience. J Trauma Acute Care Surg. 2016;80(5):819–23.
31. Vu KC, et al. Reduction of rib fractures with a bioresorbable plating system: preliminary observations. J Trauma. 2008;64(5):1264–9.
32. Mayberry JC, et al. Absorbable plates for rib fracture repair: preliminary experience. J Trauma. 2003;55(5):835–9.
33. Hartwig MG, D'Amico TA. Thoracoscopic lobectomy: the gold standard for early-stage lung cancer? Ann Thorac Surg. 2010;89(6):S2098–101.
34. Pieracci FM, et al. Surgical stabilization of severe rib fractures. J Trauma Acute Care Surg. 2015;78(4):883–7.
35. Pieracci FM, et al. Completely thoracoscopic, intra-pleural reduction and fixation of severe rib fractures. Trauma Case Reports. 2015;1:39–43.
36. Skedros JG, et al. Medial scapular winging associated with rib fractures and plating corrected with pectoralis major transfer. Int J Surg Case Rep. 2014;5(10):750–3.
37. Rao SV, et al. Standardized reporting of bleeding complications for clinical investigations in acute coronary syndromes: a proposal from the academic bleeding consensus (ABC) multidisciplinary working group. Am Heart J. 2009;158(6):881–886e1.
38. Inabnet WB III, et al. Joint task force recommendations for credentialing of bariatric surgeons. Surg Obes Relat Dis. 2013;9(5):595–7.
39. Birkmeyer JD, et al. Surgeon volume and operative mortality in the United States. N Engl J Med. 2003;349(22):2117–27.
40. Mayberry JC, et al. Long-term morbidity, pain, and disability after repair of severe chest wall injuries. Am Surg. 2009;75(5):389–94.
41. Dehghan N, et al. Flail chest injuries: a review of outcomes and treatment practices from the National Trauma Data Bank. J Trauma Acute Care Surg. 2014;76(2):462–8.
42. Marasco SF, et al. Prospective randomized controlled trial of operative rib fixation in traumatic flail chest. J Am Coll Surg. 2013;216(5):924–32.
43. Marasco S, et al. Quality of life after major trauma with multiple rib fractures. Injury. 2015 Jan;46(1):61–5.

索 引

共同 交流 探讨　提升 专业能力

智能阅读向导　为您严选以下专属服务

推荐书单 获取骨科学推荐书单，拓展专业知识技能。

扫码添加
智能阅读向导

读者社群 加入本书读者社群，交流探讨专业知识。

高清彩图 查看本书配套高清彩图，更加直观、清晰！